药用真菌治疗肝硬化

陈康林　雷志勇　赵建华　编著

中国科学技术出版社

·北　京·

图书在版编目（CIP）数据

药用真菌治疗肝硬化 / 陈康林 , 雷志勇 , 赵建华编著 . — 北京 : 中国科学技术出版社 , 2022.6

ISBN 978-7-5046-9470-6

Ⅰ . ①药… Ⅱ . ①陈… ②雷… ③赵… Ⅲ . ①肝硬变—药用菌类—真菌—药物疗法 Ⅳ . ① R575.205

中国版本图书馆 CIP 数据核字 (2022) 第 040466 号

策划编辑	韩　翔
责任编辑	史慧勤
文字编辑	张　龙
装帧设计	佳木水轩
责任印制	徐　飞

出　　版	中国科学技术出版社
发　　行	中国科学技术出版社有限公司发行部
地　　址	北京市海淀区中关村南大街 16 号
邮　　编	100081
发行电话	010-62173865
传　　真	010-62179148
网　　址	http://www.cspbooks.com.cn

开　　本	787mm×1092mm　1/16
字　　数	204 千字
印　　张	15.5
版　　次	2022 年 6 月第 1 版
印　　次	2022 年 6 月第 1 次印刷
印　　刷	天津翔远印刷有限公司
书　　号	ISBN 978-7-5046-9470-6 / R・2835
定　　价	136.00 元

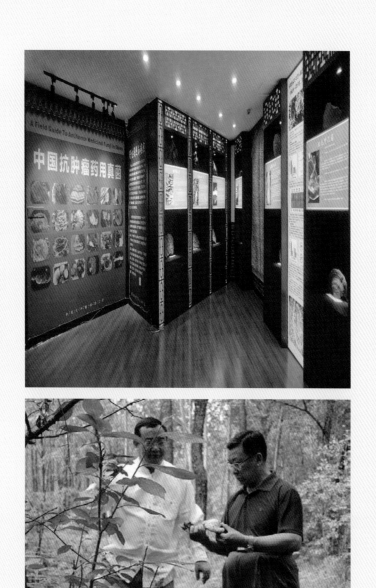

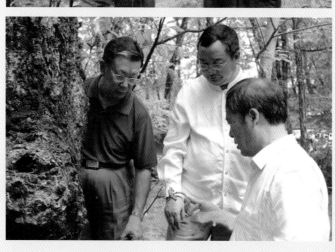

陈康林院长、雷志勇将军、文华安教授在漠河科学考察

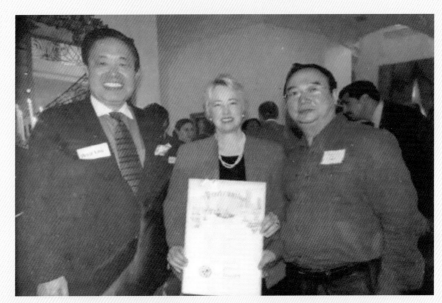

陈康林与休斯敦市市长（中）合影

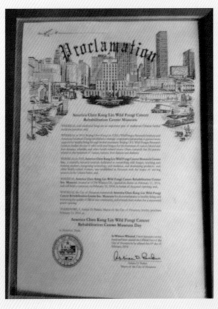

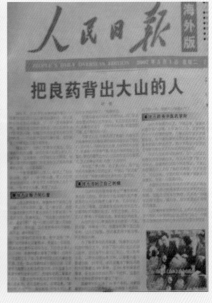

编著者简介

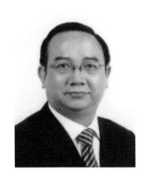

陈康林　原中国中医科学院中医药科技合作中心野生药用真菌医学体系研究中心主任，大型野生药用真菌分类专家，野生药用真菌临床医学研究专家，36项急慢性疾病野生真菌药用组方国家发明专利申请人。1963年12月出生于四川省阿坝藏族羌族自治州马尔康林区。多年来，他在中国四川、海南、云南、西藏、贵州、黑龙江，以及美国、尼泊尔、老挝、越南等地原始森林深处考察学习，饱读野生药用真菌专著，亲自采摘300多种食用野生真菌，研究用于治疗各种急慢性疾病的实验配伍药用真菌组方，取得了重大科研成果和医学突破。2014年3月，《人民日报》报道了陈康林研究团队在肿瘤治疗上的新突破，该团队于2007年向国家知识产权局申请了7项治疗肝病、肝硬化的发明专利。其在研究利用野生药用真菌的事业上独辟蹊径，30年间曾先后深入原始森林采集收藏了300多种、数千份珍贵的野生药用真菌标本，并将几份百年罕见的珍贵灵芝赠送给北京中医药大学、同仁堂等单位和机构。陈康林的事迹曾先后被中央电视台、北京电视台及《人民日报》《北京日报》《北京晚报》《海南日报》《健康时报》《健康报》等媒体报道，曾在2010年中央电视台二套《健康早班车》栏目中主讲

"药用真菌"，曾在中央人民广播电台中央数字电视家庭健康频道专门开设《康林说真菌》栏目，进行为期 3 年（2010—2012 年）的野生药用真菌知识（156 期）科普推广工作。2014 年 9 月，中央电视台《发现之旅》栏目连续播出了 15 期"陈康林谈真菌"。陈康林曾受聘于中国科学院成都分院、中国中医科学院中医药科技合作中心等单位专职进行真菌相关研究和开发，申请了 36 项药用真菌医疗发明专利。先后出版了《野生灵芝点燃生命之光》《野生灵芝国药之王》《野生灵芝开启生命之门》《肿瘤治疗的革命》《肝脏疾病治疗的革命》《被遗忘的灵丹妙药：野生药用真菌》《中国抗肿瘤大型药用真菌图鉴》《药用真菌肿瘤学》《药用真菌治疗糖尿病慢性并发症》《药用真菌治疗耐药性肺结核》等著作，并着手继续编写《药用真菌治疗重症肌无力》《药用真菌治疗免疫系统疾病》《药用真菌治疗再生障碍性贫血》《药用真菌治疗儿童多动症》《药用真菌治疗脑瘫》《药用真菌治疗中风后遗症》《药用真菌治疗老年痴呆症》《药用真菌治疗肾脏疾病》《药用真菌治疗痛风》等著作。原中央保健局局长王敏清教授称陈康林为"中国药用真菌科学实践第一人"。九三学社中央委员、山西省政协副主席、著名药用真菌研究专家刘波教授和中国科学院相关专家学者称赞陈康林"开创了中国药用真菌临床医学的历史"。陈康林在美国创办了第一家野生药用真菌医疗诊所，美国医药之都休斯敦市市长在市政厅亲自接见了陈康林，并将每年 2 月 16—22 日定为"陈康林周"，以纪念和鼓励陈康林对美国的贡献。

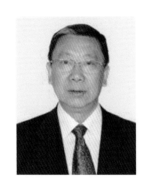

雷志勇　教授、主任医师，博士研究生导师。原中国人民武装警察部队医学院院长、少将，中华名医协会名誉会长，中国生命关怀协会常务副理事长。四川中江人，1949年12月出生，1968年3月入伍，同年10月入党。先后毕业于河北医科大学、解放军后勤学院，获得博士学位。在解放军38军先后任医生、助理员、科长、院长等职，并多次立功受奖，曾被授予"雷锋式干部""精神文明标兵"称号，荣立三等功1次，获"全军科技进步奖"二等奖2项、"全军军事理论成果奖"三等奖1项。1989年3月调入武警后，先后任武警总医院医疗处长、医务部主任、院长（正师），2000年8月任武警医学院院长（军），2001年7月授予少将警衔，2007年技术三级。在此期间，当选"全国优秀院长"并享受"国务院政府特殊津贴"，曾在2003年抗击"非典"过程中做出了重要贡献。获"全国百名杰出青年中医"银奖，"全国医学新科技学术成果奖"一等奖1项，"武警部队科技进步奖"一等奖1项、三等奖2项，"武警部队军事理论研究成果奖"二等奖2项，"武警部队教学成果奖"一等奖1项，"全军教学成果奖"一等奖1项；获第五届国家高等教育国家级教学成果奖二等奖1项，此项成果是武警部队组建以来获得的国家教学成果最高奖项。发表学术论文70余篇，主编医学专著5部。

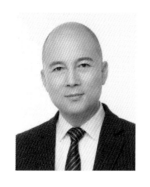

赵建华　中共党员，中共中央党校国际经济和贸易硕士研究生，钟南山创新奖公益事业基金管委会主席，北京祖迹堂中医研究院院长，国医大师石学敏院士入室弟子，陈康林教授首席大弟子，大型野生药用真菌分类专家，野生药用真菌临床医学研究探索者、践行者，祖迹堂中国药用真菌科普馆创始人。

内容提要

　　现代医学对肝硬化的治疗，除肝移植外，主要是以保肝、护肝、抗肝纤维化为主要手段。然而，由于肝纤维化、肝硬化的病因极为复杂，给现代医学带来了许多挑战。

　　在原始森林深处蕴藏着许多神奇的野生药用真菌，它们都是治疗肝纤维化、肝硬化的灵丹妙药。编者一直在原始森林中探寻能治疗肝硬化的野生药用真菌，每种药用真菌都是一个药物能量工厂，几种或十几种野生药用真菌的组合，更是一个巨大的药物宝库系统，能治疗人体多系统的疑难杂症。

　　青霉素在20世纪40年代的应用开启了一个新的抗生素时代，从而拯救了亿万人的生命。如今，随着高等真菌综合应用的广泛开展，势必会开启一个野生药用真菌治疗人类肝病的新篇章。

　　本书系统梳理了野生药用真菌的品种溯源、药理作用，阐释了对肝纤维化、肝硬化的治疗作用机制，同时列举了大量药用真菌的组方、食疗方，方便读者查阅参考。本书内容丰富，阐述全面，实用性与指导性兼备，对从事药用真菌开发研究的科研人员有良好的借鉴价值，可供肝病相关领域的医药从业者及肝病患者在临床实践中查阅参考。

自 序

人类从原始森林中走出来，然后来到了一处新的"水泥"森林。随着社会、经济的不断发展进步，人们的免疫力似乎越来越差，各种难治性慢性病越来越多，疾病谱高达 5000 多种。很长一段时间里，人们一方面将自己保护限定在温室里，另一方面又期望能有所突破。如今，许多科学家、药物学家、科研工作者试图打破这样的温室，找到一种全新的药用真菌，并通过科学实验证明其巨大的医疗价值。然而，由于很多科研人员不了解药用真菌在原始森林中的情况，没有事先进行人工化的可行性评估，使得很多具有药用价值的真菌在完成科学实验后，只能束之高阁而无法进行后期开发。比如，人类使用的抗生素都是人工化后的产物。三十多年前的中国，曾有一个人走进原始森林，寻找那些科学实验已证明可以治疗疾病的药用真菌。此后，他找到了几百种药用真菌，通过对症加辨证的思路将药用真菌组合起来，按照疾病的病因、病机、临床表现来治疗肝硬化，最终取得了意想不到的治疗效果。

或许有人会问，药用真菌可以吃吗？中国有野生的吗？有效果吗？我们可以先去图书馆或互联网上查一下这方面的资料，就会知道哪些品种可以吃；然后，我们可以到农村或森林中去看一看，是否有野生的；最后，通过相关研究资料的分析与解读，看看有没有效果。

笔者曾拿着一大块野生茯苓询问过不少人，居然没有一个人认识。所以说，大自然才是最神奇的化学师。

世上只有少数人会遇到事情去想解决办法，在这少数人中能被社会理解支持更是难上加难。我算比较幸运的，一路走到中国科学院系统，又走到中国农科院系统、中国中医科学院系统，之后更是走出了国门。

对于药用真菌，特别是大型药用真菌，世界上还没有人把药用真菌组成配方来治疗疾病，我算是标新立异者。在医学上，想要弯道超车很难，但在全世界都面临耐药性问题时，在面对疑难杂症没有很好解决办法的情况下，我们必须秉承发扬古代先贤的用药智慧，在借鉴西方科学基础上，将西医对症与中医辨证相结合，勤于探索，勇于创新，最终达到治疗目的。

笔者为了能静心发展中国的药用真菌事业，已在慧光寺（位于四川省眉山市彭山区彭祖山山顶）出家为僧，法号释普静，希望静心写作，普及更多的药用真菌知识，帮助更多患者减少苦痛。书中介绍了许多可用于治疗肿瘤的药用真菌及其配方、食疗方，相信对广大肿瘤患者及家属有所帮助，这也是作为药用真菌开发及研究人员为社会所做的贡献。欢迎同道友人上山论道（邮箱：18518399319@163.com）。

陈康林

前　言

　　笔者自幼体弱多病，后又忙于工作，40岁身体就出现了严重问题，骤然消瘦，有气无力，四肢麻木，头重脚轻，昏昏沉沉，神经严重衰弱，长期依靠服用药物入睡。为治好一身顽疾，笔者跑遍全国，寻师问药，所幸精诚所至，金石为开，有缘拜国医大师石学敏院士为师，后又得陈康林教授垂青，成为陈教授首席弟子。在恩师的传授下，通过灵芝复方调理，身体竟奇迹般康复了。

　　笔者心存感恩，以"发上等愿，结中等缘，享下等福；择高处立，寻平处住，向宽处行"为座右铭，希望将野生真菌中医学术发扬光大，回报社会，让更多被疾病折磨困扰的患者恢复健康。

　　为实现这一愿望，笔者于2015年创立祖迹堂健康品牌，并开设了祖迹堂中国药用真菌科普馆、北京祖迹堂中医研究院等野生药用真菌科、教、研产业机构，进一步打造了从原料采购、研发、生产、销售为一体的健康生态产业链，并于5年时间内，为30 000余名患者免费送药调理，在帮助无数患者重获新生的同时，收集了大量药用真菌治疗各种疾病的循证医学证据。此举得到相关政府部门和广大人民群众的高度赞扬，并荣获"钟南山创新奖公益合作伙伴"称号。

　　中医药是一个巨大的宝库，药用真菌蒙尘已久，此次将多年的研究成果整理出版，公布于众，愿能为中医药学的发展添砖加瓦，帮助更多患者走出疾病的阴霾。

赵建华

目　录

第1章
回归自然

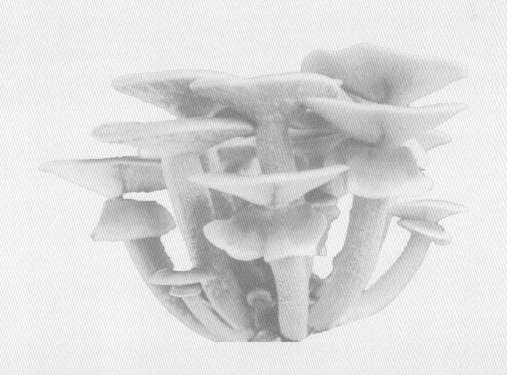

在两三千年前，人们开始注意到天地万物之所以能够正常运行，主要是由于它们之间平衡的结果，并且认识到了药物在疾病治疗过程中的重要性。这一认识的直接结果是促成人们认识到疾病的发生是人体各组物质之间的平衡关系失调的结果。人体内有一种自然的治疗力，药物的治疗应是采取一种平衡的方式进行，使这种自然力得以恢复正常。

　　生命的演化和人类的进步是一个缓慢的过程，是自然界对人体长期作用的结果。人在长期的进化过程中与自然息息相关，人终究是依靠自然而进化的，人体对自然之物也包括对自然界的药物在长期接触过程中会逐渐产生适应，这种适应性以生命的某些特殊形式，如新陈代谢类型、组织器官功能或结构特点等保存（遗传）了下来。而真菌菌物是地球上最早出现的生命形式之一，早于植物和动物出现于地球。在人类还没有出现，依然是动物阶段的时候，就开始与药用真菌打交道了，体内的本能基因就指使它们会利用包括药用真菌在内的自然之物来医治自己身体的疾病了，所以在人类的遗传特殊记忆里，药用真菌的编码其实就已经是灵丹妙药了。在两三千年前，我国的道教医学就把药用真菌称之为仙药，有"起死回生、长生不老"之功效。成书于汉代的《神农本草经》把药用真菌称之为上上药，菌物界的药用真菌对人类疾病治疗和身体保健的显著效果远远超过了如今的很多药物。

　　药用真菌资源中蕴藏着结构新颖、变化多样且具有显著生物活性的化合物，它的经济价值和药用潜力越来越受到人们的重视。随着人类社会的发展，人类"崇尚自然，回归自然"的呼声越来越高，对天然药物和天然保健品的社会需求日益增长。无论是发展中国家还是发达国家，传统医药已在全球范围内引起人们的普遍关注，药用真菌以其多方面的生物活性和安全无不良反应而倍受青睐，从药用真菌中寻找疗效高、毒性低的复合新药已成为近年来国内外药学工作者关注的热点之一。能治疗肝病的药材，都生长于原始森林之中，要想治疗好肝病，只有重新回归自然，与现代科学相结合、相配伍，寻找能治疗肝病的药用真菌，肝病才有治愈的可能。作者在原始森林中寻找了近 30 年，找到了 300 多种野生药用真菌。

5 年前，有一个染色体极度混乱的重症再生障碍性贫血的患者来找我，当时患者父亲把医院的染色体检查报告单拿来给我看，全部错乱，医院也给患者下了病危通知书，服用我的野生药用真菌组方 3 个月后，孩子痊愈，又到同一家医院去检查染色体，检查结果全部正常，因为一般人服用药用真菌都不会去检查染色体。这十来年，有很多甲胎蛋白较高的肝硬化患者来找我，我用几种药用真菌相配合，1～2 个月后到医院检查，一般都下降到正常值了，大家都知道，甲胎蛋白是提示肝癌的指标，同时，一些患者的 CA19-9 等指标也下降的很快。目前，中国人研究治疗肝病，是从实验室开始的，而我研究肝病，是从患者开始的，取得成功后再来思考理论。最近十多年，就有很多肝病患者通过服用野生药用真菌组方得到治愈，还有一些检查发现肿瘤标志物高的患者，服用 2 个月野生药用真菌组方后下降到正常值的。有一段时间每天都能听到治愈疑难杂症的好消息，我在总结了很多经验后才开始写作本书。我没有高深的理论，但我知道实践。几个月前，我的一个学生用猪做了一个实验。一头猪喝了 3 个月药用真菌组方的水，屠宰后做全面检查，发现与普通无公害猪肉有着惊人的差别（表 1-1），从这个实验中，大家应该看到一个对人类有着巨大影响的商机。看点就在有害物、药物残留对比上。

表 1-1　野生灵芝生态肉与国内著名品牌无公害肉对比表

对比项目	野生灵芝生态肉	无公害猪肉	对比项目	野生灵芝生态肉	无公害猪肉
蛋白质，g/100g	23.9	20.5	胆固醇，mg/100g	42.8	50.2
脂肪，g/100g	2	9	维生素 A，mg/100g	未检出（＜0.01）	未检出（＜0.01）

第 1 章　回归自然

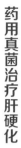

（续　表）

对比项目	野生灵芝生态肉	无公害猪肉	对比项目	野生灵芝生态肉	无公害猪肉
天冬氨酸，g/100g	2.28	1.67	维生素 E，mg/100g	0.14	0.69
苏氨酸，g/100g	1.05	0.76	维生素 B_1，mg/100g	1.68	1.38
丝氨酸，g/100g	0.98	0.7	维生素 B_2，mg/100g	1.92	1.26
谷氨酸，g/100g	3.8	2.78	维生素 C，mg/100g	未检出（＜0.01）	未检出（＜0.01）
脯氨酸，g/100g	0.81	059	烟酸，mg/100g	7.83	5.63
甘氨酸，g/100g	1.04	0.84	磷，mg/100g	98	88
丙氨酸，g/100g	1.42	1.13	钾，mg/100g	4.04×10^2	3.94×10^2
胱氨酸，g/100g	0.21	0.18	镁，mg/100g	28	23.7
缬氨酸，g/100g	1.2	1	钙，mg/100g	2.69	3.9
蛋氨酸，g/100g	0.73	0.63	铁，mg/100g	0.8	1.42
异亮氨酸，g/100g	1.18	0.93	锌，mg/100g	13	18
亮氨酸，g/100g	2.07	1.56	硒，mg/100g	0.38	0.24
酪氨酸，g/100g	0.83	0.56	锰，mg/100g	0.03	0.01
苯丙氨酸，g/100g	1.29	0.96	**有害物残留对比**		
赖氨酸，g/100g	2.02	1.51	铅，mg/100g	未检出（＜0.01）	≤0.50
组氨酸，g/100g	1.06	0.74	总砷，mg/100g	未检出（＜0.01）	≤0.50
精氨酸，g/100g	1.54	1.14	总汞，mg/100g	未检出（＜0.01）	≤0.50
豆蔻酸 C14:0，%	1.1	1.2	铬，mg/100g	未检出（＜0.01）	≤1.00

（续　表）

对比项目	野生灵芝生态肉	无公害猪肉	对比项目	野生灵芝生态肉	无公害猪肉
棕榈酸 C16：0，%	26.8	25.9	六氯环己烷，mg/100g	未检出（＜0.01）	≤0.10
棕榈油酸 C16：1，%	2.7	2.2	有机氯农药（DDD），mg/100g	未检出（＜0.01）	≤0.10
硬脂酸 C18：1，%	15.2	14.7	艾氏剂，mg/100g	未检出（＜0.01）	不检测
油酸 C18：1，%	40.9	42.2	金霉素，mg/100g	未检出（＜0.01）	≤0.10
亚油酸 C18：2，%	10.6	11	土霉素，mg/100g	未检出（＜0.01）	≤0.10
花生酸 C18：2，%	0.4	0.4	恩诺沙星，mg/100g	未检出（＜0.01）	≤0.10
花生一烯酸 C20：1，%	1.1	0.6	环丙沙星，mg/100g	未检出（＜0.01）	≤0.10
花生二烯酸 C20：2，%	0.4	0.3	沙拉沙星，mg/100g	未检出（＜0.01）未检出（＜0.01）	≤0.10
亚麻酸 C18：3，%	0.4	0.4	双氯沙星，mg/100g	未检出（＜0.01）	≤0.10
二十三碳酸 C23：1，%	0.4	0.8	—	—	—

以上数据由权威机构谱尼测试公司检测

第1章　回归自然

005

第2章
野生药用真菌医学体系的发展思路与方向

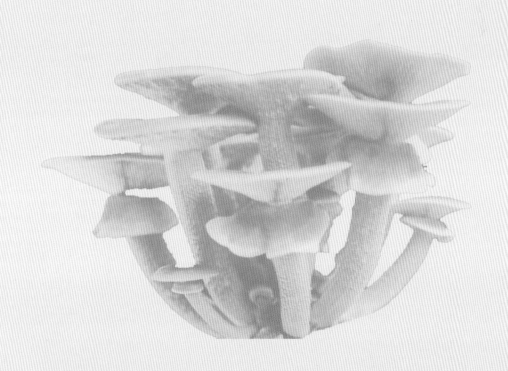

真菌是生物中的第三大界，同植物分开是 20 世纪 60 年代的事，据全世界的科学家们估计，全球约有 150 万种真菌，在这 150 万种真菌中，约 90% 的品种是低等真菌，10% 为高等真菌，大部分低等真菌我们是需要借助显微镜才看得清楚的，而高等真菌则不需要借助显微镜，只需要肉眼就能看得清楚。这么多年来，西医对真菌的研究比较多，特别是低等真菌，研究者希望从中找到一些具有新结构的化合物，而中医对真菌的研究主要集中于高等真菌，考虑整体应用。

真菌被用作药物，在我国已有悠久的历史，它不但是我国天然药物资源和中草药的一个极为重要的组成部分，而且已成为当今时代探索和发掘抗癌药物的重要领域。两千多年前东汉末，世界上第一部药物专著《神农本草经》中就记载了灵芝、茯苓、猪苓、雷丸等真菌的药效；明代，著名医药学家李时珍的巨著《本草纲目》，收藏药用真菌已达 20 多种；清初，汪昂的《本草备要》中，首次报道了冬虫夏草作为药用真菌的效果；1974 年，刘波著的《中国药用真菌》搜集了 78 种药用真菌，第三版介绍了 121 种药用真菌；中国科学院于 1987 年编写了《中国药用真菌图鉴》一书，介绍了 272 种药用真菌。

1929 年，在英国细菌学家亚历山大·弗莱明第一次从青霉菌中发现青霉素后，真菌的药用价值在国际上日益受到重视。青霉素广泛应用已有近 70 多年的时间，自 20 世纪 60 年代发展起来的新抗生素叫头孢霉素，又称先锋霉素，已广泛应用于临床。自 1930 年德国人发现担子菌有抗肿瘤作用以来，特别是日本的千原于 1969 年报道了香菇含有抗肿瘤的多糖之后，全世界掀起了从真菌中寻找抗癌药物的热潮，证明了 500 多种真菌具有显著的抗肿瘤作用。

我国真菌资源十分丰富，可用的真菌就达上千种，目前中国药用及包括试验有效的大型真菌就有 600 多种，民间利用真菌入药有着悠久的历史，具有丰富而宝贵的经验，已有许多真菌被用作生物药或制成中成药应用，现将真菌的药用价值按主要的药理作用分述如下。

一、抗癌作用

我国民间利用某些真菌治疗癌症，如烟色烟管菌（Bjerkandera fumosa）、黄柄笼头菌（Simblum gracile）和树舌（Canoderma applanatum），自从 Lucas E.H.（1957）发现美味牛肝菌可抑制小白鼠肿瘤后，引起了世界各国科学家的重视，研究发现许多真菌具有抗肿瘤活性。陈康林等编著的《中国抗肿瘤大型药用真菌图鉴》一书中收集药用真菌 260 种，其中有 15 种药用真菌对小白鼠肉瘤 S180 和艾氏腹水癌的抑制率达 100%。

真菌中抗肿瘤的物质主要是多糖和蛋白多糖体。在日本桑黄多糖、香菇多糖（Lontinan）、裂褶菌多糖（SPG）等已在临床上应用。国内已在临床上应用的有香菇多糖、云芝糖肽（PSP）、薄芝糖肽、猪苓多糖和树舌多糖、槐蛾多糖，还有更多的药用真菌也证明了抗肿瘤活性。真菌多糖是一种生物反应修饰剂（BRM），能增强机体免疫功能，间接地抑制肿瘤生长，起扶正固本作用。

某些真菌产生抗肿瘤抗生素。从链霉菌 WK-2057 中分离出新的抗肿瘤抗生素苯新霉素，体外具有抗革兰阳性菌活性，对海拉 S3、P388 和耐阿霉素细胞 P388 具有直接的细胞毒素活性，对实验鼠肿瘤具有体内抗肿瘤活性。竹红菌（Hypocrella bambusae）含有竹红菌甲素（Hyporelli A），它是一种新型花醌光疗药物，临床上治疗外阴白色病变和瘢痕疙瘩获得明显疗效，它对癌细胞亦有明显的抑制作用。大秃马勃（Calvatia gigatea）产生马勃菌素（Calvacin），金针菇（Flammulina velutipes）子实体含有朴菇素（Flammulin）、日本月夜蕈（Pleurotus japonicus）和隐杯伞（Clitocybe illudens）中分离出月夜蕈素（Lynamycin），他们都具有抗肿瘤作用。戈茨肉球菌（Engleromyces goetzii）含有松胞菌素 D（Cytochalasin D），对皮肤癌有一定的疗效。鲑贝革盖菌（Coriolus consors）产生抗肿瘤抗生素 Coriolis A、Coriolis C，Diket ocoriplin B。

由烟曲霉（Aspergillus fumigatus）产生的代谢产物烟曲霉素（Fumagillin）能抑制多种肿瘤，且无其他化疗药物所引起的脱发等不良反应。

麦角菌（Claviceps purpurea）产生的某些生物碱具有抗肿瘤活性，如麦角卡里碱（Ergocrytine）和麦角柯宁碱（Ergocornine）有很强的抗肿瘤作用，能使大鼠乳房癌缩小。

某些毒蕈菌的抗肿瘤率很高，如毒粉褶蕈（Entoloma lividum）、亚稀褶红菇（Russula subnigricans）、毒红菇（Russula emetica）等。松果伞（Amanita strobilifomis）含有杀蝇成分 2-amino-3-oxoisozolidine-5-acetic acid，称鹅膏氨酸。鹅膏氨酸（Ibotcnic acid）是著名发热鲜味物质，对高等动物和人体毒性甚微。本品的 L- 氨基异构体对小鼠胰脏和肿瘤组织有抑制作用。具有生物免疫化疗的药材有斑褐孔菌（Fuscoporia punctata）、绿栓孔菌（Trametes gibbosa）、白栓孔菌（Trametes ochracea）、桑黄（Pyroplyporus yucatensis）、木蹄层孔菌（Fomes fomentarius）、红缘层孔菌（Fomitopsis pinicola）、薄皮纤孔菌（Inonotus cuticularis）、松针层孔菌（Phellinus igniarius）、云芝（Coriolus versicolor）、树舌（Ganoderma applanatum）、粗毛黄褐孔菌（Xanthochrous hispidus）、亚黑管菌（Bjerkandera fumosa）、裂蹄层孔菌（Fomitopsis rosea）等真菌近年就发现具有生物免疫化疗的作用，还没有不良反应。

紫杉醇是抗卵巢癌的新药，是用红豆杉树皮提取制备的，美国蒙大拿州立大学的植物病理学家 Gary Stroble 和化学家 Andrea Stierle 发现红豆杉树皮缝中的一种真菌能产生抗癌药紫杉醇，该真菌被命名为 Taxomyces andreanae，通过深层发酵法可产生紫杉醇。肉球菌就是我国西南地区的少数民族用于治疗胃癌的药用真菌，美国也开始研究肉球菌的抗癌作用，以上对真菌的研究，主要是西医的研究方法，针对肿瘤患者，提纯后应用，有一定的好处。但是，要治愈肿瘤患者很难，因为西医的对症，只治疗了肿瘤疾病的一方面，因人而异的综合治疗，才有治愈的可能。这就要求用中医的辨证，即在抑制与杀灭癌细胞的同时，还要增强免疫，加强免疫监视，提高治疗并发症的能力，排除放化疗的各种毒素，防止复发转移，往往缺一不可，这就要求在治疗过程中，既要对症，又要辨证，这样患者才有治愈的可能。根据我们这十几年来治愈的各种肿瘤记录，我写作并出版了《药用真菌肿瘤学》一书，希望在世界上推广药用真菌及改变医生们的用药习惯。我于 1999 年开始，一共向国家专利局申请了 9 项治疗肿瘤的发明专利。中国武警医学院于 2013年年底帮我做了一项实验，即用野生药用真菌组方同化疗药紫杉醇进行比对，结果显示：野生药用真菌组方的抑瘤率为 72.4%，紫杉醇的抑瘤率为 79.2%。两个方法的抑瘤率是很接近的，但野生药用真菌组方没有耐药性，没有并发症，没有不良反应。而今天医院里常规使用的化疗药紫杉醇就有耐药性，有并发症，有很多不良反应，两者相比，野生药用真菌组方更有利于患者。

二、抗菌抗病毒

桦剥管菌（Piptoporus betulinus）含多孔菌酸 A、B 和 C，可抑制分枝杆菌的生长、蹄菌的生长、蹄菌酸对化脓球菌有抵抗作用，此菌可抗小白鼠及猴子的脊髓灰质炎。冬虫夏草（Cordyceps sinensis）含有虫草素（Cordycepin），具有抗菌和抑制细胞分裂的作用，能抑制结核杆菌、肺炎球菌、鼻疽杆菌、炭疽杆菌、猪出血性败血杆菌的生长，对石膏样小孢子菌、羊毛状小孢子菌及须疮癣菌等致病真菌亦具有抑制作用。翘鳞香菇（Lentinus squarrosulus）产生的抗生素能抑制木硬孔菌（Rigidoporus lignosus）、酿酒酵母（Saccharomyces cerevisiae）及枯草芽孢杆菌（Bacillus subtilis）的生长。

二型革盖菌（Coriolus biformis）产生双型菌素（Biformine），对革兰阳性菌、革兰阴性菌和真菌有拮抗作用。白僵菌（Beauveria bassiana）产生卵孢霉素（Oosporin）能抗真菌。朱红栓菌（Trametes cinnabarina）

子实体含多孔蕈素，对革兰阴性菌、革兰阳性菌有效。隆纹黑蛋巢菌（Cyathus striatus）产生鸟巢素，对金黄色葡萄菌有显著抑制作用。牛舌菌（Fistulina hepatica）的发酵液中含有抗真菌的抗生素——牛舌菌素。假蜜环菌（Armillariella mellea）的发酵液中有四种可溶于氯仿的抗生素（酚类化合物），对革兰阴性细菌、真菌和病毒有明显的抑制作用。

香菇（Lentinu edodes）（图 2-1）中双链核糖酸（d-RNA）能使小鼠体内诱导生成干扰素，并进一步阻止鼠体内流感病毒（A/SW15）和兔口内炎病毒的增殖。

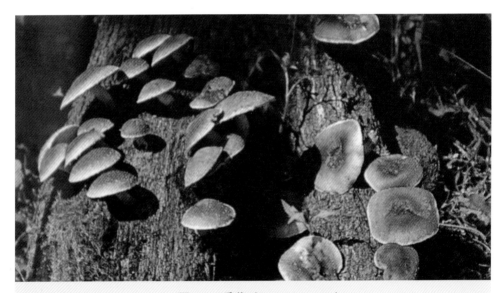

▲ 图 2-1　香菇（Lentinu edodes）

据日本药学会第 113 次年会报道，灰树花（Grifota frondosa）（图 2-2）具有抗艾滋病的功效。灰树花多糖对 HIV 病毒有抑制作用，还有东方栓菌（Trametes orientalis）、香栓菌（Trametes suaveloens）、松萝（Usnea diffracta Vain.）等更多药用真菌具有抗病毒作用。我们用西医的研究方法，在大型真菌（高等真菌）中找到了一种能抗病毒的真菌，并在对简单疾病的治疗过程中，见到了效果。但是，对疑难的疾病，比如耐药性肺结核，再用这种方法治疗就不起作用了。我们既要分析，患者为什么会得耐药性肺结核，又要分析哪些药是对症的，哪些药是辨证的，怎样结合才能治愈肺结核。在临床上，当我们想要治好现代的疑难杂症时，就会发现用西医的方法，已经没有希望了，用中医的方法，也很难。这个时候，人们就会开动创新的思维，思考能不能把多种野生的药用真菌，用中西医结合的办法，来治疗各种疑难杂症，或许就没那么难了。于是，我就用多种的真菌相配合，既有杀菌的真菌，又有解除耐药的真菌，还有提高免疫的真菌，一起配合，耐药性肺结核的治疗就有了成效。而抗菌、抗病毒的真菌，在大型真菌中有很多，这就为治疗这类疾病打下了很好的物质基础。为此，我专门写作了《药用真菌治疗耐药性肺结核》一书，为中国广大耐药性肺结核患者找到了一个新方法，而今天西医对这类疾病基本上是无解的。这就是几十年来我们所谓的科学之路，今后的科学发展，一定要走一条可持续发展的新道路，不能再有耐药性的出现。

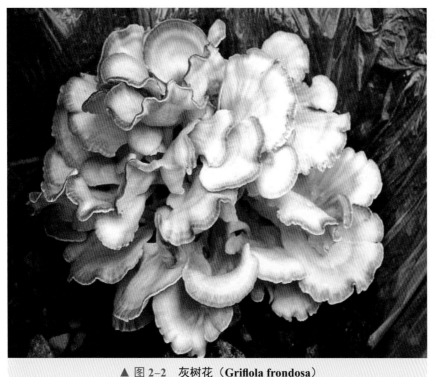

▲ 图 2-2　灰树花（Griflola frondosa）

三年前，有一个小女孩，只有 6 岁，因肺炎住进了儿童医院，越治越严重，最后 3 次穿刺也无效，只能等死。这个时候，家属急了，找到我，我给她开了 6 天的药用真菌组方，5 天后，小女孩就能满大街跑了。如今，全国的医院的耐药性问题，已经成为公害，这就要求我们必须找到新的出路。

三、发汗解热

麦散黑粉菌（Ustilago nuda）能发汗、止痛。收集孢子制成麦奴丸，可治疗伤寒、无汗、头痛等。香杏口蘑（Tricholoma gambosum）有宣肠益气，散血热，解毒之功效，主治小儿麻疹欲出不出，烦躁不安。药用拟层孔菌（Fomitopsis officinalis）作为健胃、发汗药，治疗感冒、结核性盗汗。菰菌（Ustilago esculenta）可解热，用于治疗风热赤目。

蝉花是一种蝉的土栖幼虫受到蝉拟青霉（Paecilomyces cicadae）寄生的产物。有散风热、镇静、明目之功效。蝉花及人工培养物具有明显的镇痛、镇静、解热等作用。对正常体温大鼠或人工致热大鼠的体温有明显降温和解热作用，给药后 1～2h 内作用明显。

四、助消化作用

羊肚菌（Morehella esculenta）有健胃补脾、助消化、理气化痰等功效，用以治疗脾胃虚弱、消化不良、痰多气短等。谷子黑粉菌（Ustilago crameri）治肠胃不舒、消化不良、胸部烦懑。毛头鬼伞（Coprinus comatus）子实体有助消化和治疗痔疮的功能。酿酒酵母（Saccharomyces cerevisiae）主治消化不良、腹泻及肠胃充气等。

五、健胃作用

猴头菌（Hericium erinaceus）
（图 2-3）营养丰富，是著名
的"山珍"。对消化不良、胃溃
疡、十二指肠溃疡及慢性胃炎、
慢性萎缩性胃炎有较好的治疗效

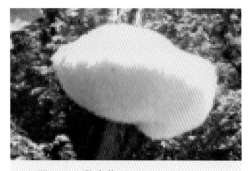

▲ 图 2-3　猴头菌（Hericium erinaceus）

果，对胃癌、食管癌也有一定疗效。针猴头菌（H. Caput-medusae）可
增加胃液分泌，并能稀释胃酸保护溃疡面，促进黏膜再生，修复溃疡
面，可治疗萎缩性胃炎。药用拟层孔菌（Fomitopsis officinalis）可治疗
胃痛、胃胀、肾炎和尿路结石等。毛蜂窝菌（Hexagonia apiaria）有健
胃、止酸、治疗胃气痛的功效。杯冠瑚菌（Clavicorana pyxidata）有和
胃气、怯风、破血、缓中等作用。木蹄层孔菌有治疗消化不良、小儿积
食的作用。

六、利胆保肝

发光假蜜环菌又称亮菌（Armillariellatabescens），用于治病是我国
首创，它含假蜜环菌甲素（Armillarisin A），系香豆素类化合物，是治疗
胆道感染的一种有效成分。假蜜环菌对于胆囊炎、急性或慢性肝炎和迁
延性肝炎有一定效果。

云芝（Coriolus versicolor）、树舌（Canoderma applanatum）和双孢
蘑菇（Agaricus bisporus）都具有保肝功能，治疗迁延性和慢性肝炎，可
以使乙型肝炎表面抗原（HBsAg）和乙型肝炎核心抗原（HBeAg）阴转。
桑黄（Pyroplyporus yucatensis）是治疗肝病、肝硬化、肝癌的绝药。

变绿红菇（Russula virescens）有明目、泻肝火、散内热等功效。冬
虫夏草（Cordyceps sinensis）对四氯化碳诱发的大鼠肝纤维化有防治作

用。还有木蹄层孔菌等药用真菌具有利肝保胆的作用。

说到药用真菌治疗肝病，应该是 20 世纪 60 年代的事了，当时医学界发现云芝多糖对乙肝有治疗作用，还发现树舌能够让乙肝表面抗原转阴，于是在全国兴起了药用真菌热。同时，西方国家发现了几种对乙肝、丙肝有作用的化合物，比如贺普丁等，这些药对乙肝、丙肝、肝硬化均有一定的疗效，但不可能彻底治愈这些疾病，甚至最后，还产生了耐药性。中国的中药，以植物药为主，对乙肝、丙肝、肝硬化也有一定的疗效，但很不理想，这几年来，大量患者求医无门。前面提到的真菌对肝脏有一定的好处，几种真菌相配合，比如提高免疫的真菌，刺激肝脏产生激素的真菌，促使肝脏再生的真菌等，就会奇迹般的治愈乙肝、丙肝、肝硬化患者。为此，我专门写作了《药用真菌治疗肝硬化》，希望让医生们知道治疗乙肝、丙肝、肝硬化的好药就在我们的原始森林中。同时，告诉医生们，西医的对症很重要，但是还不够，还必须要有辨证的药用真菌相配合，才有治愈疾病的可能。为此，我于 2004 年在国家知识产权局申请了七项发明专利，证明组方的重要性，让肝纤维化、肝硬化患者的治愈不再是梦。

七、通便

玉米黑粉菌（Ustilago maydis）可预防和治疗肝脏系统疾病和胃肠道溃疡，并能助消化、通便、治小儿疳积。拟小牛肝菌（Boletinus asiayicus）有泻下通便之功效。雷丸的菌核含有大量的镁，具有导泻作用。

八、降血压

双孢蘑菇（Agaricus bisporus）中含有大量酪氨酸酶，是一种降血压药，可治疗高血压，同时能溶解一定量的胆固醇。长根菇（Oudemansiella radicata）发酵液中含有小奥德蘑酮（Oudenone），有强烈的降压作用。香菇（Lentinu edodes）含有的酪氨酸氧化酶可降血压。灵芝（Ganoderma lucidum）和木耳（Auricularia auricula）都具有降压作用。白栓菌（Trametes albida）产生的节卵孢素有降血压作用。凤尾菇（Pleurotus sajor-caju）的水浸出物具有降血压作用，实验证明其可以降低鼠的肾小球滤过率（GFR），因此这种物质的降血压作用与肾素－血管紧张素有关。

蛤蟆菌（Amanita muscaria）、黄丝盖伞（Inocybe fastigiata）、帕都拉丝盖伞（I. Patouillardi）和茶褐丝盖伞（I. Umbrinella）都含有毒蝇碱，又名毒蕈碱（Muscarine），实验证明在猫和犬的体内有明显降低血压的作用。

九、降血脂

从干香菇中分离出的香菇嘌呤，又叫香菇素（Lentinacin），含有2种组分，其中1种组分是2,3-二羟基-4-（9-腺嘌呤）-丁酸，有明显降低血清胆固醇的作用，较著名的降血脂药物氯贝丁酯要强10倍。用香菇素喂大白鼠，则血浆胆固醇含量可减少25%～28%。此外还有金针菇、双孢蘑菇、毛木耳、银耳、斑褐孔菌、冬虫夏草和木蹄层孔菌（Fomes fomentarius）等都能降低胆固醇。用灵芝制剂给实验性动脉硬化的家兔灌胃，可使血浆胆固醇及β-脂蛋白明显降低，动脉粥样硬化斑块及脂质沉着的程度和范围也较对照组明显减轻。高血脂患者用人工虫草胶囊治疗，总胆固醇和甘油三酯下降率在60%左右，高密度脂蛋白胆固醇上升率为70%，有较好的疗效。

由土曲霉（Aspergillus terreus）发酵产生的 Mevinalin（Lovastatin）可降低血液中胆固醇，在医疗上起重要作用。

十、降血糖

白僵菌（Beauveria）（图 2-4）寄生于家蚕、用僵蛹生产僵蛹片，对糖尿病、癫痫、遗尿和瘫痪进行临床试验取得较好疗效。灵芝和茯苓都具有降血糖的作用。灵芝子实体的水提取物能降低正常和四氧嘧啶（阿脲）引起的高血糖鼠的原生质糖水平，活性原是 Ganodran A、Ganodran B、Ganodran C。腹腔给药，都有降血糖效果。茯苓的乙醇提取物有使兔血糖先升高后降低的作用。还有桦褐孔菌、粗毛黄褐孔菌等都具有降血糖作用。

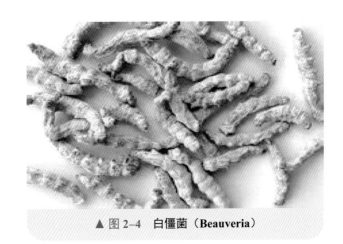

▲ 图 2-4 白僵菌（Beauveria）

目前，药用真菌降血糖的品种很多，比如桦褐孔菌、粗毛黄褐孔菌等。但是，和今天的西医相比，还有一定的距离，西医的阿卡波糖、二甲双胍、胰岛素等可以立竿见影。但西医治不好糖尿病，患者必须终身服药，各种并发症如影随形。西医很难解决并发症的问题，而采用对症加辨证的方法，就可以用野生药用真菌组方解决并发症的问题，对于糖尿病患者来说，糖尿病本身并不可怕，可怕的是各种糖尿病并发症。我在 10 多年前就申请了一个国家发明专利，用药用真菌的组方来治疗糖尿病各种并发症，并写作出版了《药用真菌治疗糖尿病慢性并发症》一书，并取得了国家治疗糖尿病的发明专利证书。

十一、抗血栓

黑木耳（Auricularia auricula）含有一种阻止血凝固的物质，可能是腺苷（9-6-D-ribofuranosyl adenine）。黑木耳的该活性物不影响花生四烯酸（C14）合成凝血恶烷。

毛木耳（Auricularia polytricha）含有腺嘌呤核苷，是破坏血小板凝集的物质，它可以抑制血栓形成。经常食用毛木耳，可减少动脉粥样硬化病症发生。灵芝可改善血液的黏度，增加微循环血流，有预防血栓形成的功效，对心脏病、脑血栓具有临床治疗价值。灵芝抗血栓形成，每天服用灵芝可以溶解新形成的血栓，也可以溶解老化且难于溶解的血栓。

十二、抗心律失常

冬虫夏草（Cordyceps sinensis）能对抗氯化钡、乌头碱所致大鼠心律失常，也能对抗哇巴因（毒毛花苷）过量所致的心律失常，延长心律失常的潜伏期和缩短持续时间。服用虫草头孢菌体为原料制成的制剂，对心律失常有明显疗效，对房性、室性早搏有较好疗效。还有木蹄层孔菌、红缘层孔菌、斑褐孔菌等都有抗心律失常的作用。

十三、强心作用

灵芝培养物的提取浓缩物对离体蛙心和戊巴比妥钠抑制的心脏具有明显的强心作用。腹膜注射灵芝配药或菌丝的乙醇提取物可增加兔心收缩扩张，热醇提取物对麻醉猫可产生强心效果，促其心搏缓慢，水溶性多糖也有明显的强心作用。茯苓的水、乙醇及乙醚提取物对离体蛙心有强心及加速心率的作用。还有红缘层孔菌等具有强心的作用。

十四、止咳平喘

灵芝（Ganoderma lucidum）、紫芝（Ganoderma Sinense）（图 2-5）对慢性气管炎、支气管哮喘有疗效。据日本报道，灵芝有抗过敏作用，对过敏性哮喘有效。金耳（Tremella aurantialba）能化痰、止咳、定喘、调气、平肝阳，民间用于治疗老年人咳嗽、气管炎。隐孔菌（Cryptoporas volvatus）可治疗气管炎和哮喘。银耳糖浆治疗慢性气管炎的有效率在85% 左右，并具有一定的镇咳、祛痰、平喘作用。

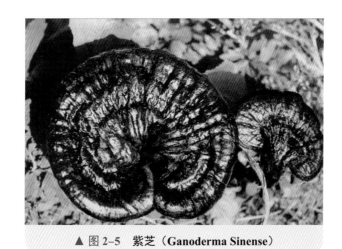

▲ 图 2-5　紫芝（**Ganoderma Sinense**）

十五、祛痰作用

苦白蹄、冬虫夏草（Cordyceps sinensis）、蛹虫草（Cordyceps militaris）、灵芝（Ganoderma lucidum）、树舌（Canoderma applanatum）、羊肚菌（Morehella esculenta）和云芝（Coriolus versicolor）都具有祛痰作用。

十六、抗风湿

野蘑菇（Agaricus arvensis Schaeff.）、小牛肝菌（Boletinus cavipes）、

美味牛肝菌（Boletus edulis）、沥青色乳菇（Lactarius picinus）、绒白乳菇（Lactarius vellereus）、硬柄小皮伞（Marasmius oreades）、紫革耳（Panus torulosus）、卷边桩菇（Paxillus involutus）、糙皮侧耳（Pleurotus ostreatu）、革质红菇（Russula alutacea）、全绿红菇（Russula integra）、桦革裥菌（Lenzites betulina）、莲座革菌（Thelephora vialis）、白鬼笔（Phallus impudicus）和东方栓菌（Trametes orientalis）等具有追风散寒、舒筋活血功能，可治风湿。还有红缘层孔菌、竹砂仁、臭红菇等很多药用真菌具有抗风湿的作用。以上的真菌，都是可以用于抗风湿的，但是，要治好风湿，显然是不可能的。山西五台山的一位道士非常聪明，他把当地的一些真菌一起配合制成"舒筋丸"，这样，舒筋丸就可以对风湿有很好的效果。古人当年使用的方法就是我们今天提出的对症加辨证。我们今天治疗风湿及重症肌无力、系统性红斑狼疮、痛风的方法，正是在参考古人方法的基础上，又结合现代科技成果所提出来的，以上任何一种疾病，对症治疗都很难见效，西医的治疗方法只有手术或者激素，很难治愈。同时，通过手术或激素治疗后，再用其他办法，更是难上加难。我们正是利用了药用真菌里有对以上疾病对症的成分的优点，又结合这种疾病辨证治疗的药用真菌的优势，这类疾病的治疗就没那么困难了。

十七、镇静抗惊厥

灵芝（Ganoderma lucidum）、紫芝（Ganoderma Sinense）、密纹薄芝（Ganoderma tenue）、玉米黑粉菌（Ustilago maydis）、玉髯（Hericium coralloides）和猴头菌（Hericium erinaceus）等都有镇静作用，可治疗神经衰弱。灵芝对戊四氮、士的宁以及因电击引起的小白鼠惊厥，有对抗作用。黑柄炭角菌（Xylaria nigripes）的菌核有除湿镇惊、利小便、止心悸、催乳、补气固肾、健脾等功效，可治疗失眠、吐血、衄血及产后失血等。白僵菌（Beauveria）寄生家蚕，僵蚕有镇静与较强的抗惊厥作用，能对抗硝酸士的宁引起的惊厥，抗惊厥活性成分为草酸胺。

假蜜环菌（蜜环菌）（Armillariella mellea）发酵物有类似天麻的药效，具有中枢镇静作用，与戊巴比妥钠有协同作用。对高血压椎－基底动脉供血不足、梅尼埃病、自主神经功能紊乱等引起的眩晕都有较好疗效，对改善肢麻、失眠、耳鸣、癫痫、血管性头痛和中风后遗症、脑动脉血管硬化等也有作用。茯神（系自茯苓中心穿有细松木心者）的镇静作用比茯苓强。茯神可宁心安神，治心悸失眠。

毒蝇鹅膏菌、金丝刷具有抗精神病的作用，含有毒蝇碱（Muscarin）等毒素，能毒死苍蝇等昆虫，小剂量具有安眠作用。

十八、活血止痛

安络小皮伞（Marasmius androsaceus）能止痛消炎。民间用以治疗跌打损伤、骨折疼痛、麻风性神经痛、坐骨神经痛、三叉神经痛、偏头痛、眶上神经痛以及风湿性关节炎等，是中成药"安络痛"的主要配伍之一。其发酵培养物对三叉神经痛、坐骨神经痛、面神经麻痹、偏头痛等疗效更好，有效率达 84%。

毒蝇鹅膏菌（Amanita miscaria）是毒菌，含有三种提取物，第一种提取物是与 γ- 酪氨酸极其相似的化学活性物质，具有抑制神经的作用。如抑制中枢神经系统中痛觉的传导，可能成为一种能治疗癫痫、精神分裂症和手术后疼痛的药物。丹麦皇家药学院化学家（Povlkrogsgaard Larscn）已在临床上较安全地使用这种类似 γ- 酪氨酸的蘑菇提取物。该菌的第二种提取物叫 THIP，同吗啡一样是一种高效镇痛药，但没有吗啡使人上瘾的不良反应，也不像吗啡那样抑制呼吸。第三种提取物 THOP，有很强的抗抽搐功能，可终止癫痫样发作。裸盖菇（Psilocybe）有止痛的效果。

十九、止血作用

松针层孔菌（Phellinus igniarius）（图 2-6）和粗毛黄褐孔菌（Xanthochrous hispidus）有止血作用。彩色豆马勃（Pisolithus tinctorius）孢子粉，可治疗食管及胃出血，也可治疗外伤出血。小核菌（Selerotium sp.）可治疗各种内出血。桑黄（Pyroplyporus yucatensis）能利五脏、止血活血。马勃（Lasiosphaera seu Calvatia）有机械性止血作用，对口腔出血有明显的效果。革耳（Panus rudis Fr.）主治疮疡肿痛或溃破、癞疮。

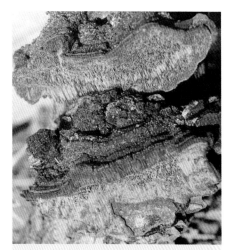

▲ 图 2-6　松针层孔菌（Phellinus igniarius）Sinense）

朱红栓菌（Trametes cinnabarina）、滇肉棒（Podostroma stypticus）、黄粉末牛肝菌（Pulveroboletus ravenelii）和鳞皮扇菇（Panellus stipticus）等可治外伤出血。

二十、解毒作用

香菇含有香菇嘌呤（Lentinacin），具有解毒作用，对大鼠因三氯化铈造成的肝毒性有预防作用。大秃马勃（Calvatia gigantea）外敷可以止血、消肿，内服可以解毒，可治疗慢性扁桃体炎、咽喉肿痛、声音嘶哑、鼻疮、冻疮流水及外伤。

毛木耳（Auricularia polytricha）、灵芝（Ganoderma lucidum）、紫芝（Ganoderma Sinense）和园孢地花（Bondarzewia montana）可治疗误食毒蕈导致的中毒。菰菌（Ustilago esculenta）能解酒毒。

二十一、驱虫作用

雷丸（Polyporus mylittae）的菌核，含有雷丸素（Proteolytic enzyme）是一种能溶解绦虫而对人体无害的特殊蛋白酶，雷丸为驱虫特效药，可以治疗有钩绦虫、无钩绦虫、钩虫等寄生虫病，并且对脑囊虫病及丝虫病有一定疗效，此外对阴道滴虫也有效。

二十二、强壮滋补作用

灵芝（Ganoderma lucidum）能滋补强壮，扶正固本，《本草纲目》记载"久服，轻身不老延年"。猴头菌（Hericium erinaceus）入药有利五脏、助消化、滋补健身等功效。

冬虫夏草（Cordyceps sinensis）具有补肺益肾、止血化痰等功能，可作为强壮药、镇静药用于虚劳病后、虚弱症、肺结核吐血、老年人衰弱引起的慢性咳喘、盗汗、自汗、贫血诸症。冬虫夏草还能补阳，治疗性功能低下。金耳（Naematelia aurantialba）被历代医学家誉为名贵药用菌和滋补品，认为它甘平无毒，能强精、补肾、滋阴、润肺、生津、滋阴养胃、止咳、清热、润肠、益气、和血、强心、补脑。玉髯（Hericium coralloides）能助消化，有滋补作用，可治疗胃溃疡、神经衰弱、身体虚弱等。同时还有很多真菌具有强壮滋补作用，如假芝（Amauroderma）。人的养生，就像水桶理论一样，只有补齐短板，才称得上是养生，要养生，更应该遵守对症加辨证的理论，找到哪里是这个人的短板，对症下药，再根据他的情况，辨证给药，整体养生。

二十三、代谢调节作用

硫黄菌（Laetiporus sulphureus）（图 2-7）能调节机体，抵抗疾病。

此菌产生的层孔酸（Eburicoic acid），可用以合成甾体药物。这种甾体药物对机体可起重要的调节作用，如属于甾体药物的肾上腺皮质激素，是治疗原发性慢性肾上腺皮质功能减退症等内分泌病的重要药物，又能使结缔组织病及过敏性休克度过危险期，缩短疗程；各种性激素是口服避孕药的主要成分，是治疗雄性器官衰退及某些妇科疾病的主要药物，也是治疗乳腺癌、前列腺癌的辅助药物。豹皮菇（Lentinus lepideus）子实体内含有齿孔菌酸，同硫黄菌一样，对机体代谢起调节作用。前一段时间，有 3 个小孩患有再生障碍性贫血，其中一个是重症。医院检查，23 对半染色体严重错乱，医生下了病危通知书。患者父亲找到我，我用对症的药用真菌加辨证的药用真菌配伍治疗，3 个月后再去检查，她的染色体全部恢复正常，患儿痊愈了，只花了几万元，而之前在医院已经花去六十多万元还不能救她的命。

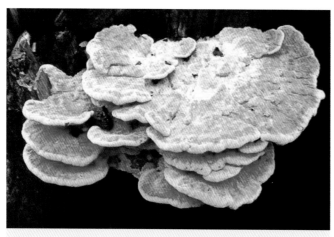

▲ 图 2-7　硫黄菌（Laetiporus sulphureus）

　　紫丁香蘑（Lepista nuda）子实体内含有 B 族维生素，故有维持机体正常糖代谢的功效，经常食用可以预防脚气病。鸡油菌（Cantharellus cibariusfr）子实体内含有维生素 A，经常食用此菌可预防视力失常、眼炎、夜盲、皮肤干燥、黏膜失去分泌能力，亦可治疗某些呼吸道及消化道疾病。

二十四、治疗神经的作用

古巴光盖伞（Psilocybe cubensis）、橘黄裸伞（Gymnopilus spectabilis）能治疗各种精神类疾病；金丝刷具有安神的作用，可治疗精神分裂症。在药用真菌中，有近 200 个品种可以治疗神经类疾病，特别是非洲和南美洲的原住民，还把这类真菌看作是"上帝的肉"，具有"魔性的天使"。这几年，就有很多神经出现问题的患者来找我，我几乎没有让一个患者失望。

二十五、对肾脏的作用

白耙齿菌能提高巨噬细胞的吞噬能力，可加强机体对免疫复合物从血液中被清除的功能，对免疫复合物在肾小球沉积亦有抑制作用。同时，毛蜂窝菌（Hexagona apiaria）对尿毒症有治疗作用，皱盖假芝对肾小球肾炎有治疗作用，对肾脏器官还有作用的药用真菌还有苦白蹄、猪苓、肉球菌、硫黄菌等。我国有近一亿人是肾病患者，要想治好这类疾病，用对症的方法很难，如果使用野生药用真菌并按对症加辨证的方法，一般 1～2 个月就可见效，而西医只能用激素，有可能导致患者情况恶化。

二十六、利尿作用

猪苓（Polyporus umbellatus）菌核能利水渗湿。猪苓利尿作用强大，健康人试服 8g 猪苓煎剂后，6h 内尿量和尿中氯化钠的排出量分别增加 62% 和 45%。其利尿机制，主要是抑制了肾小管对水及电解质，特别是钠、钾、氯的重吸收。

茯苓（Wolfiporia cocos）菌核的醇提取物具有利尿作用，临床多用于利水消肿。茯苓的利尿作用与影响肾小管对 Na^+ 的重吸收有关。茯苓促进钠排出的有效成分为茯苓酸（Pachymic acid）。大多数肝腹水患者，不再是简单的腹水，而是与肾、感染等有关，要想治好，不能光想对症，必须综合治疗，才有治愈的可能。

二十七、兴奋子宫作用

麦角菌（Claviceps purpurea）是妇产科的重要药用真菌，现已采用深层发酵法生产麦角碱。据资料记载，麦角所含生物碱有 12 种之多，分为角胺（Ergotamine）、麦角新碱（Ergotasine）和麦角高碱 3 大类。麦角制剂直接选择性地兴奋子宫平滑肌，特别表现在加剧子宫收缩的能力，使其呈现节律性收缩，起到助产作用，用于女性分娩后减少子宫流血，促进产后子宫恢复，减少产褥期细菌感染。兔子宫部位用麦角新碱静脉注射有催产作用，大鼠皮下注射有抗生育作用。

二十八、防腐作用

长裙竹荪（Dictyophora indusiata）和短裙竹荪（Dictyophora duplicata）的煮沸液可防止佳肴变质，若与肉共煮，也能防腐。浓香乳菇（Lactarius cumphoratus）与食物共煮或研成粉拌入食物中可防止食物变质。在欧洲，其粉末用作食品风味添加剂。综上所述，真菌具有诸多方面的药理作用和功效，表明真菌有很高的药用价值。传统的药用真菌是我国中药的组成部分，具有悠久的历史，不愧为我国医学宝库中的一颗灿烂明珠，华夏文化遗产中的晶莹瑰宝。我国真菌资源十分丰富，到目前为止，已供药用的还是极少数种类，大量的真菌资源有待于发现和开发。并且，必须相互配合，形成组方才能更好地发挥其药效，与现代医学一起为攻克威胁人类健康和生命的疾病做出贡献。

从上面大家可以看到，药用真菌的作用是很大的，特别是在今天，现代医学遇到了很多具体的问题与困难，很多人一旦上了西医学的高速列车就很难下来，因学术思想的训练，只能用西医的眼光看世界。今天西医能治愈的疑难杂症少之又少，很多时候，只能维持，而今天的中医，对疑难杂症的治疗采用辨证的思路，很多病也很难治愈。而野生药用真菌作为药源广阔的一个界，西医只在这里找了一点儿药，中医也仅仅采用了其中的几种。20年前我就在想，能不能利用西医的对症集合来使用野生的药用真菌，这就需要形成一个组方，既有西医对症的药用真菌，又有中医辨证的药用真菌，利用中西医的理论作为基础，使用多种药用真菌来配合，这样来产生1+1大于2的效果，而不是真菌1+植物1=1或者1.5的现象。这样一来，野生药用真菌自然就形成了一个新的医学体系，即脱胎于西医与中医，从而形成一项新的医学，这项医学既有西医科学的对症部分，也有中医因病而辨证的部分。

　　今天，很多中医医生，由于对大自然的药用真菌不了解，要么不敢使用，要么按照西医的方式使用，很多时候是很难见效的，这就需要给他们普及药用真菌的知识。我国的教育体制导致了很多问题，当今西医对人工生产出来的药用真菌敢用，却不敢使用野生的；中医只懂医却不懂药，而且在他们的头脑中，还把药用真菌划到植物范围，没有从思想上把植物与真菌分开，形成了固有的观念。目前，我国对药用真菌的利用，主要走人工栽培和发酵工程工业化的道路，这是适合于走西医这条路的，但是，大家一定要搞清楚，我们生产的目的，不是要创多少产值，而是能治多少病，治病才是目的。

（一）野生的够不够用

　　二三十年前，我和大家的思想是一样的，认为野生资源哪有这么多，中国十几亿人肯定不够用。当我走进森林，走遍全国的时候，我的思想发生了很大的变化，因为我国的农村和原始森林中，有着很大的野生真菌储存量，只是个别品种少一些，但可以入药的相对品质的量是很大的。我坚决反对人工栽培，前段时间一位中医大师写的文章也表示中医将亡于药，今天的药几乎全部人工化了，药效很少甚至没有。

（二）我国掌握分类知识的人才太少

我国的农村，每年 5—10 月，很多地方各种真菌遍地都是，因为在这些真菌里面有很小一部分被群众认识，剩下的约 95% 的品种被浪费在自然之中。我国急需培训一大批掌握真菌分类知识的农民，可以利用农闲采集真菌致富，何乐而不为。

（三）应用

对药用真菌的利用应该遵循自然规律，即药用真菌的有机配伍。而我国部分中医总是认为植物药与真菌药的配伍才是最好的，这与这部分人对真菌与植物的认识不清与拿来主义有关。我们要治好病，就必须按照自然的规律，大自然是最好的化学师。必须要吃苦，到森林中去寻找治疗疑难杂症的野生药用真菌。今天经科学研究，实验证明有价值的药用真菌有 600 种左右，而我国医生使用的品种不超过 10 种，大部分还是我在 20 多年前在同仁堂时给医生们普及的，而我在组方中使用的药用真菌有 60～70 种。

（四）加工

我国要发展好药用真菌，不能再走老路，如果是保健品，可以单方生产加工提取，如果是药，就不应该单方提供，而应该组方配好后一起提取。这是因为各品种配合在一起经高温后相互促进、相互融合，就会在原有的基础上产生多种新的化合物，而这些新的化合物就可能是其药效的原因之一。而单品提取再配合，就不会产生相互促进、相互融合的作用。所以，按对症加辨证相配合的组方，治疗效果肯定好过单一品种。

（五）对疾病的认识

在古代，中医只能通过望闻问切知道部分疾病；而西医不相信人，相信机器，对各种疾病有一套自己的认知方法。我个人认为，西医的认知方法，要更加科学、更加客观，而对疾病的检测技术，不能仅仅是西医的，应该是全人类的共同科学，任何医学都可以使用，是公共部分。

（六）人工化问题

如果我们生产几种食用菌，用人工化种植，我不反对，但用人工化生产药用真菌，再以高价销售，我坚决反对。我所知道的是，人工化一定是无性繁殖，无性繁殖的第一代药效一般可以达到野生状态的60%左右，二、三代就下降很多很多了，一般四代以后就没有任何药用价值了。现在的企业，都说自己是高科技，我只能说越高科技越没疗效。前几年，台湾的传销企业把灵芝、牛樟芝、桑黄炒起来了，近年来，我国又开始炒灵芝孢子粉、桑黄等。其实，灵芝孢子粉在农民手里只有50元1kg，桑黄人工栽培成本不过几十元1kg，但他们1kg都能卖1万元以上。巨大的利益让很多人称赞，这就是人性。

第3章
中国药用真菌的品种

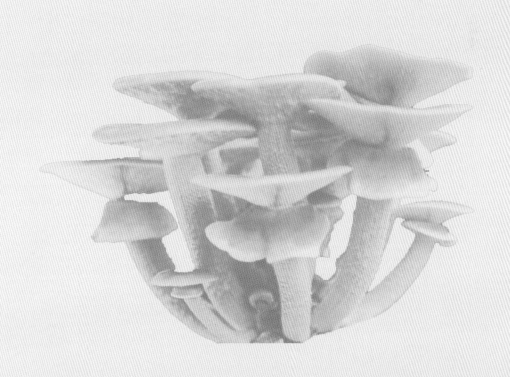

药用真菌是我国医药学宝库中的一个重要组成部分。近年来，药用真菌的研究和利用越来越受到重视，对药用真菌的报道也逐年增加。

一、药用真菌品种及药理作用

以下将简要介绍400余种药用真菌，希望国人尽快了解中国的药用真菌，因为现代疾病用药用真菌治疗是一个大方向，并且对慢性病的疗效显著。我希望在世界上创立药用真菌自然医学体系，让我国及世界医学界了解药用真菌，懂得用它来治疗各种疾病。

粉迷孔菌：抗肿瘤。

野蘑菇：治疗腰腿疼痛，手足麻木等。

双孢蘑菇：助消化，降血压，抗细菌，抗肿瘤。

巴氏蘑菇：降血压，抗肿瘤。

蘑菇：治疗贫血症，脚气，消化不良，抗细菌，抗肿瘤等。

双环林地蘑菇：抗肿瘤等。

褐鳞蘑菇：抗肿瘤。

紫红蘑菇：抗肿瘤。

杨树田头菇：提高免疫力，抗肿瘤。

柱状田头菇：利尿，健脾，止泻。

硬头菇：抗细菌，抗真菌。

湿黏田头菇：抗肿瘤。

沼生田头菇：抗肿瘤等。

平田头菇：抑肿瘤。

田头菇：抗肿瘤等。

珠丝盘革菌：抗肿瘤。

雀斑鳞鹅膏：治疗腰腿疼痛，手足麻木等。

灰褐鹅膏：治疗湿疹。

红黄鹅膏：抗肿瘤。

隐青鹅膏：抗肿瘤。

鹅膏：抗肿瘤，安眠。

皱盖假芝：消炎，化瘀。

假芝：消炎，利尿，益胃，抗肿瘤等。

棒柄瓶杯伞：抗肿瘤。

白薄孔菌：抗肿瘤。

黄卧孔菌：抗菌，抗肿瘤。

鲑贝革盖菌：抗细菌，抗肿瘤。

北方蜜环菌：镇静，增强免疫力，治疗神经衰弱，失眠，四肢麻木等。

法国蜜环菌：治疗神经衰弱，失眠，四肢麻木等。

蜜环菌：增强免疫力，治疗失眠，抗肿瘤等。

奥氏蜜环菌：镇静，增强免疫力，治疗神经衰弱，失眠，四肢麻木等。

芥黄蜜环菌：镇静，增强免疫力，治疗神经衰弱，失眠，四肢麻木等。

假蜜环菌：治疗肝病，抗肿瘤。

硬皮地星：止血，治疗冻疮。

革耳：抗溃疡，补血，润肺，止血，降血糖，抗肿瘤，治疗疮痂等。

皱木耳：补血，润肺，止血等。

毡盖木耳：抗肿瘤。

木耳：活血，止痛，治疗痔疮，抗肿瘤等。

褐白肉齿菌：消炎，抗肿瘤。

鬼笔状钉灰包：消肿，止血，清肺，利喉，解毒。

毛柄钉灰包：消肿，止血，清肺，利喉，解毒。

白僵菌：抗真菌，治疗糖尿病等。

黑管孔菌：抗肿瘤。

亚黑管孔菌：抗肿瘤。

空柄假牛肝菌：治疗腰酸腿疼，手足麻木。

黄靛牛肝菌：治疗腰酸腿疼。

美味牛肝菌：治疗腰酸腿疼，手足麻木，抗肿瘤。

红柄牛肝菌：抗肿瘤。

黄褐牛肝菌：治疗手足麻木，抗肿瘤等。

细点牛肝菌：抗肿瘤。

桃红牛肝菌：抗肿瘤。

血红牛肝菌：抗肿瘤。

细网牛肝菌：抗肿瘤。

华美牛肝菌：助消化，抗肿瘤。

紫褐牛肝菌：抗肿瘤。

伯氏、邦氏孔菌：解毒。

高山氏孔菌：解毒。

黑铅色灰球菌：止血。

铅色灰球菌：止血，消肿，解毒等。

小马勃：消肿，止血，解毒，清肺，利喉。

长根静灰球菌：止血，消肿。

大口静灰球菌：止血，消毒，清肺，消肿。

胶陀螺：可降低血黏度，抗肿瘤。

香杏口蘑：益气，散热。

日本美味菌：抗肿瘤。

龟裂秃马勃：止血，消毒，解毒。

白秃马勃：解热，止血。

头状秃马勃：消炎，消肿，止痛。

杯形秃马勃：消肿，止血，解毒。

大秃马勃：消肿，止痛，清肺，解毒，治皮肤真菌感染，抗肿瘤。

紫色秃马勃：止血，消肿，解毒。

粗皮秃马勃：止血，消炎。

脐突伞：抗肿瘤。

鸡油菌（图3-1）：清目，益肠胃，抗肿瘤，治疗呼吸道及消化道感染。

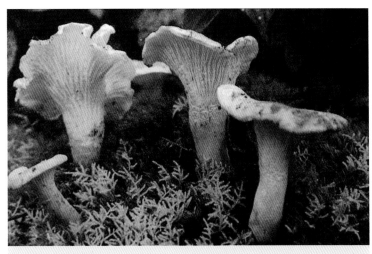

▲ 图3-1　鸡油菌（Cantharellus cibarius Fr.）

小鸡油菌：清目，利肺，益胃。

管形鸡油菌：抗细菌。

一色齿毛菌：治疗慢性支气管炎，抗肿瘤。

陀螺绿褶伞：消肿，止血，清肺，利喉，解毒。

血红铆钉菇：治疗神经性皮炎。

堇紫珊瑚菌：抗肿瘤。

麦角菌：治疗产后出血，偏头痛等。

白杯伞：抗细菌。

芳香杯伞：抗肿瘤。

肉色杯伞：抗肿瘤。

杯伞：抗肿瘤。

水粉杯伞：抗细菌，抗肿瘤。

晶粒小鬼伞：抗肿瘤。

辐毛小鬼伞：抗肿瘤。

墨汁鬼伞：易消化，祛痰，解毒，消肿，抗肿瘤。

长根鬼伞：抗肿瘤。

费赖斯鬼伞：抗肿瘤。

疣孢拟鬼伞：抗肿瘤。

白绒鬼伞：抗肿瘤。

毛头鬼伞：助消化，治疗痔疮，糖尿病，抗肿瘤，抗真菌。

粪鬼伞：助消化，祛痰，解毒，消肿，抗肿瘤。

宽孢虫草：强壮，镇静。

蚁虫草：补虚，保肺益肾，治疗肝炎等。

冈恩虫草：镇痛，降血压，提高免疫力。

霍克斯虫草：滋养，补肾，止血化痰。

九州虫草：补肾润肺，强心保肝。

珊瑚虫草：保肺，益肾。

蛹虫草：止血化痰，抗肿瘤，抗菌，补肾，治疗支气管炎。

垂头虫草：补肺，益肾。

大团囊虫草：活血，调经。

香棒虫草：补虚，保肺益肾。

冬虫夏草：强壮，镇静，益肾，抗肿瘤，治疗多种肺病。

蝉花虫草：清凉，退热，解毒，治疗糖尿病等。

蜂头虫草：补虚，保肺益肾，止血化痰。

牛丝膜菌：抗肿瘤。

黄棕丝膜菌：抗肿瘤。

黏腿丝膜菌：抗肿瘤。

黏丝膜菌：抗肿瘤。

半被毛丝膜菌：抗肿瘤。

黄盖丝膜菌：抗肿瘤。

较高丝膜菌：抗肿瘤。

鳞丝膜菌：抗肿瘤。

荷叶丝膜菌：抗肿瘤。

红丝膜菌：抗肿瘤。

野丝膜菌：抗肿瘤。

黄丝膜菌：抗肿瘤。

黏液丝膜菌：抗肿瘤。

丝膜菌：抗肿瘤。

中国隐孔菌：治疗哮喘和气管炎等，抗菌消炎。

粪生黑蛋巢菌：治疗胃病。

隆纹黑蛋巢菌：抗细菌，治疗胃病。

丝光薄针孔菌：抗肿瘤。

掌状花耳：抗肿瘤。

肉色栓菌：抗肿瘤。

三色拟迷孔菌：抗肿瘤。

短裙竹荪：治疗痢疾，增强免疫力，抗细菌，抗衰老。

长裙竹荪：治疗痢疾，降低胆固醇，抗肿瘤。

黄裙竹荪：治疗脚气，增强免疫力，抗细菌，抗衰老。

脱顶小马勃：消炎，止血。

皱褶栓孔菌：活血，止痒。

肉球菌：消炎，抗细菌。

斜盖粉褶菌：抗肿瘤。

晶盖粉褶菌：抗肿瘤。

毒粉褶菌：抗肿瘤。

牛排菌：抗肿瘤，治疗肠胃病。

金针菇：降低血压，降低胆固醇，抗肿瘤。

浅黄囊孔菌：抗肿瘤。

木蹄层孔菌：化瘀，抗肿瘤。

哈蒂针层孔菌：抗肿瘤。

斑褐孔菌：治疗冠心病。

稀针木层孔菌：抗肿瘤。

药用拟层孔菌：降气，消肿，利尿，通便，治疗胃病，抗肿瘤等。

红缘拟层孔菌：祛风，除湿，抗肿瘤等。

玫瑰拟层孔菌：抗肿瘤。

树舌灵芝：抗肿瘤，抗病毒，降血糖，增强免疫等。

灵芝：健脑，抗肿瘤，降血压，抗血栓，增强免疫等。

紫芝：消炎，利尿，益胃，抗肿瘤等。

密纹灵芝：镇定，治疗肝炎等。

热带灵芝：治疗冠心病。

松杉灵芝：安神补肝，抗肿瘤。

毛咀地星：消炎，止血，解毒。

尖顶地星：止血，消毒，清肺，利喉，解毒。

绒皮地星：止血，解毒。

藤仓赤霉菌：止痒，治疗皮肤病等。

深褐褶菌：抗肿瘤。

亚锈褐褶菌：顺气，祛湿。

密褐褶菌：抑肿瘤等。

肉红胶质韧革菌：提高免疫力，抗细菌，抗肿瘤。

灰树花：治疗肝病，糖尿病，高血压，抗肿瘤，抑制艾滋病病毒等。

绿褐裸伞：抗肿瘤。

缘裸伞：抗肿瘤。

黄裸伞：抗肿瘤等。

褐空柄牛肝菌：抗肿瘤等。

珊瑚猴头菌：治疗胃溃疡，神经衰弱，助消化。

猴头菌：抗肿瘤，抗衰老，降血糖，降血脂，抗血栓，提高免疫力。

多年拟层孔菌：抗细菌。

毛蜂窝孔菌：益肠，健胃等。

密褶亚侧耳：抗肿瘤。

齿菌：抗肿瘤等。

簇生沿丝伞：抗肿瘤。

亚砖红沿丝伞：抗肿瘤。

竹生小肉座菌：治疗胃病，关节炎，治疗牛皮癣。

金孢菌寄生菌：止血。

歪孢菌寄生菌：解毒菌中毒。

斑玉蕈：凝集兔红细胞。

光核纤孔菌：抗肿瘤，治疗糖尿病。

杨生核纤孔菌：止血，止痛，治疗痔疮。

柽柳核纤孔菌：止血，止痛，治疗痔疮。

黄丝盖伞：抗肿瘤。

薄壳纤孔菌：顺气，止血，抗肿瘤。

粗毛黄褐孔菌：治疗消化不良，止血，抗肿瘤。

斜生纤孔菌：增强免疫功能，降血糖，抗肿瘤。

齿状囊耙齿菌：治疗尿少，浮肿，腰痛，血压升高等症，具抗炎活性。

白囊耙齿菌：治疗尿少，浮肿，腰痛，血压升高等症，具抗炎活性。

松脂皱皮孔菌：抗肿瘤。

紫蜡蘑：抗肿瘤。

蜡蘑：抗肿瘤。

柄条蜡蘑：抗肿瘤。

刺孢蜡蘑：抗肿瘤。

雷丸：杀虫，除热。

鸡足山乳菇：抗肿瘤。

松乳菇：抗肿瘤。

红汁乳菇：抗肿瘤。

稀褶乳菇：抗肿瘤。

苍白乳菇：抗肿瘤。

黑乳菇：治疗腰酸腿疼，手足麻木。

白乳菇：治疗腰酸腿疼，手足麻木，抗肿瘤。

亚绒盖乳菇亚球变种：抗肿瘤。

亚绒盖乳菇原变种：舒筋活络，抗肿瘤。

亚香环纹乳菇：抗肿瘤。

绒白乳菇：治疗腰酸腿疼，手足麻木，抗肿瘤。

多汁乳菇：抗肿瘤。

香环纹乳菇：治疗腰酸腿疼，手足麻木。

硫黄菌：补益气血，抗肿瘤。

变孢绚孔菌：含三萜等药用成分。

月夜菌：抗肿瘤。

脱皮马勃：清肺，止血，消肿，解毒，利喉。

贝壳小香菇：抗肿瘤。

香菇：增强免疫力，降低胆固醇，降血压，抗肿瘤。

豹皮斗菇：抗肿瘤。

菌核侧耳：抗肿瘤，抗细菌，治疗心血管病和神经疾病。

桦褶孔菌：散寒，舒筋等。

肉色香蘑：抗肿瘤。

灰色香蘑：抗肿瘤。

紫丁香蘑：抗细菌，抗肿瘤。

花脸香蘑：养血，益神，补肝。

雷蘑：益气，散热，治疗伤风感冒，抗结核病。

粒皮马勃：止血，抗细菌。

白鳞马勃：止血，抗细菌。

网纹马勃：消肿，止血，清肺，利喉，解毒，抗细菌。

梨形灰包：止血，清肺，利喉，解毒，抗肿瘤，抗细菌。

暗褐马勃：消炎，止血，抗细菌。

龟裂秃马勃：消炎，解毒，止血，抗细菌。

白刺马勃：止血，消炎，解毒，抗细菌。

簇生离褶伞：抗肿瘤。

黑染离褶伞：抗肿瘤。

角孢离褶伞：抗肿瘤。

榆干离褶伞：抗肿瘤。

棱柱散尾菌：抗肿瘤。

高环柄菇：助消化。

枝干微皮伞：抗细菌。

安络小皮伞：治疗关节痛，抗肿瘤。

硬柄小皮伞：治疗腰酸腿疼，手足麻木，抗肿瘤。

宽褶菇：抗肿瘤。

粟黑褐拟层孔菌：抗肿瘤。

亚灰树花：抗肿瘤。

紫红曲：消食，活血，止痛，健脾。

沙生蒙氏假菇：消炎，止血。

细弱蒙氏假菇：消炎，止血。

黑脉羊肚菌：治疗肠胃病。

羊肚菌：益肠，化痰，补肾，抗肿瘤。

粗柄羊肚菌：消化不良，化痰。

美味羊肚菌：消化不良，化痰。

庭院羊肚菌：抗肿瘤。

尖顶羊肚菌：益肠，化痰。

褐小菇：抗肿瘤。

灰盖小菇：抗肿瘤。

红汁小菇：抗肿瘤。

洁小菇：抗肿瘤。

红边小菇：抗肿瘤。

浅白小菇：抗肿瘤。

栓皮马勃：消肿，止血，解毒，利喉。

黏斗菇：抗肿瘤。

骨干酪孔菌：抗肿瘤。

松鼠状针孔菌：抗肿瘤。

东方针孔菌：抗肿瘤。

白环黏奥德蘑：抗真菌，抗肿瘤。

长根奥德蘑（实际上是多个种的复合群）：降血压，抗肿瘤。

皮生卧孔菌：抗细菌，抗肿瘤。

美味扇菇：增强免疫力，抗肿瘤。

鳞皮扇菇：止血，抗肿瘤。

紫革耳：治疗腰酸腿疼，手足麻木，抗肿瘤。

褶纹鬼伞：抗肿瘤。

卷边网褶菌：治疗腰腿疼痛，手足麻木等。

点青霉：抗细菌等。

离生青霉：治疗皮肤病和灰指甲等。

白蜡多年卧孔菌：抗肿瘤。

硬壳层孔菌：止血，止痒。

槐生多年卧孔菌：提高免疫力，抗肿瘤。

黄白卧孔菌：抗肿瘤。

金黄鳞伞：抗肿瘤。

大孔褐瓣菌：抗肿瘤。

白鬼笔：活血，祛痛，治疗风湿，清肺。

红鬼笔：散毒，消肿。

橡胶小木层孔菌：抗肿瘤。

鲍姆木层孔菌：抗肿瘤，降血脂，治疗肺炎。

贝木层孔菌：活血，解毒，抗肿瘤，增强免疫力等。

淡黄木层孔菌：补脾，祛湿，健胃，抑肿瘤，增强免疫力等。

喜马拉雅木层孔菌：止血，抗肿瘤。

平滑木层孔菌：抗肿瘤，增强免疫力等。

火木层孔菌：止血，抗肿瘤。

落叶松木层孔菌：抗肿瘤，增强免疫力等。

忍冬木层孔菌：抗肿瘤，增强免疫力等。

隆氏木层孔菌：抗肿瘤，增强免疫力等。

平伏褐层孔菌：抗肿瘤，增强免疫力等。

松木层孔菌：抗肿瘤，增强免疫力等。

裂褐层孔菌：益气，补血，抗肿瘤，增强免疫力等。

毛木层孔菌：抗肿瘤，增强免疫力等。

宽棱木层孔菌：解毒，治疗贫血。

窄盖木层孔菌：抗肿瘤。

苹果木层孔菌：抗肿瘤，增强免疫力等。

瓦宁木层孔菌：抗肿瘤，增强免疫力等。

山野木层孔菌：抗肿瘤，增强免疫力等。

歧裂灰孢：止血，消肿。

胶皱孔菌：抗肿瘤。

多脂鳞伞：抗细菌，增强免疫力。

黄鳞伞：抗肿瘤。

烧地鳞伞：抗肿瘤。

黏皮鳞伞：抗肿瘤。

光滑鳞伞：抗细菌，抗肿瘤。

白鳞伞：抗肿瘤。

黄褐鳞伞：抗肿瘤。

土生鳞伞：抗肿瘤。

茶镳子叶状层菌：抗肿瘤。

桦剥管孔菌：抗细菌，抗肿瘤。

豆包菌：消肿，止血。

金顶侧耳：提高免疫力，抗肿瘤，降血脂。

白黄侧耳：抗肿瘤。

裂皮侧耳（图 3-2）：治疗肺气肿。

阿魏侧耳：治疗胃病。

糙皮侧耳：治疗腰腿疼痛，手足麻木，筋络不疏，抗肿瘤。

肺形侧耳：抗肿瘤。

长柄侧耳：抗肿瘤。

轴灰包：消毒，止血，清肺，利喉，解毒。

滇肉棒：止血。

漏斗多孔菌：抗肿瘤。

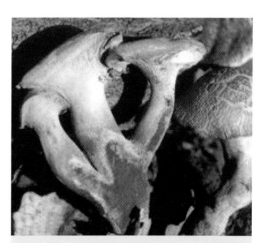

▲ 图 3-2 裂皮侧耳（**Pleurotus corticatus**）

雅致多孔菌：舒筋活络。

黑柄拟多孔菌：抗肿瘤。

大孔菌：抗肿瘤。

孤苓多孔菌：治疗肝病和胃病。

宽鳞多孔菌：抗肿瘤。

伞形多孔菌（菌核部分是猪苓）：利尿，抗肿瘤，治疗肝病。

变形多孔菌：祛风寒，舒筋活络。

扇盖干酪菌：抗肿瘤。

蹄形干酪菌：抗肿瘤。

灰假杯伞：抗肿瘤。

虎掌刺银耳：抗肿瘤。

黄假皱孔菌：抗肿瘤。

黄粉牛肝菌：治疗腰腿疼痛，手足麻木，筋络不疏。

红栓菌：清热，消炎，抗肿瘤等。

血红栓菌：抗细菌，抗肿瘤，祛风湿，止血。

硬皮褐层孔菌：治疗胃病。

尖枝珊瑚菌：抗肿瘤。

金黄枝珊瑚菌：抗肿瘤。

黄枝珊瑚菌：抗肿瘤。

粉红枝珊瑚菌：抗肿瘤。

淡红枝珊瑚菌：抗肿瘤。

黑根须腹菌：止血。

红根须腹菌：抗肿瘤。

黑紫粉褶菌：抗肿瘤。

方孢粉褶菌：抗肿瘤。

臭粉褶菌：抗肿瘤。

赭红粉褶菌：抗肿瘤。

榆拟层孔菌：抗肿瘤，补骨。

皱盖罗鳞伞：抗肿瘤。

烟色红菇：抗肿瘤。

革质红菇：通筋活络，抗肿瘤。

橙黄红菇：抗肿瘤。

壳状红菇：抗肿瘤。

蓝黄红菇：抗肿瘤。

美味红菇：抗肿瘤。

密褶红菇：治疗腰酸腿疼，手足麻木，抗肿瘤。

毒红菇：抗肿瘤。

臭红菇：治疗腰酸腿疼，手足麻木，抗肿瘤。

拟臭红菇：抗肿瘤。

全缘红菇：治疗腰酸腿疼，手足麻木。

淡紫红菇：抗肿瘤。

黑红菇：治疗腰酸腿疼，手足麻木，抗肿瘤。

假美味红菇：抗肿瘤。

红菇：抗肿瘤。

变黑红菇：抗肿瘤。

血红菇：抗肿瘤。

点柄黄红菇：抗肿瘤。

黄茶红菇：抗肿瘤。

菱红菇：助消化，抗肿瘤。

葡酒红菇：治疗贫血。

变绿红菇：明目，抗肿瘤。

黄孢红菇：抗肿瘤。

啤酒酵母菌：治疗消化不良。

翘鳞肉齿菌：降低胆固醇。

裂褶菌：治疗神经衰弱，消炎，抗肿瘤。

裂顶灰锤：止血。

磴口裂顶锤：止血。

乌兰布和裂顶灰锤：止血。

马勃状硬皮马勃：消炎，止血。

大孢硬皮马勃：消炎，止血。

光硬皮马勃：解毒，消肿，止血。

橙黄硬皮马勃：消炎。

黄硬皮马勃：消炎。

多根硬皮马勃：消肿，止血。

疣硬皮马勃：止血。

禾生指梗霉：清热，利便。

核盘菌：抗肿瘤。

干朽菌：抗肿瘤。

竹黄：止咳，舒筋，益气，补血，通经等。

黄炳笼头菌：抗肿瘤。

广叶绣球菌：抗细菌。

稻尾孢：抗肿瘤。

高粱坚轴黑粉菌：治疗月经不调。

烟色韧革菌：抗肿瘤。

毛韧革菌：抗肿瘤。

松塔牛肝菌：抗肿瘤。

鳞盖韧伞：抗肿瘤。

黏盖牛肝菌：抗肿瘤。

点柄黏盖牛肝菌：治疗大骨节病，抗肿瘤。

厚环黏盖牛肝菌：治疗腰腿痛疼，手足麻木，抗肿瘤。

黄浮牛肝菌：治疗大骨节病，抗肿瘤。

灰环黏盖牛肝菌：抗肿瘤。

牛樟芝：抗肿瘤。

炭色离褶伞：抗肿瘤。

瘤孢地菇：抗肿瘤。

根白蚁伞：益胃，治疗痔疮，抗肿瘤。

莲座革菌：治疗腰腿疼痛，手足麻木。

紫椴栓菌：祛风，止痒。

毛革盖菌：治疗风湿，止咳，化脓，抗肿瘤。

绒拟革盖菌：治疗肺病，抗肿瘤。

毛盖干酪菌：抗肿瘤。

云芝：清热，消炎，抗肿瘤，治疗肝病等。

金耳：化痰，止咳，降血压，抗肿瘤。

黄白银耳：治疗气喘，化痰，气管炎，高血压等 。

茶色银耳：治疗妇科疾病。

银耳：补肾，滋阴，润肺，清热，补脑等。

橙黄银耳：治疗神经衰弱，气喘，高血压等。

橙银耳：益气。

血红银耳：治疗妇科疾病。

焰耳：抗肿瘤。

冷杉附囊孔菌：抗肿瘤。

二型革盖菌：抗细菌，抗真菌，抗肿瘤。

长毛囊孔菌：抗肿瘤。

褐紫囊孔菌：抗肿瘤。

苦口蘑：抗肿瘤。

白棕口蘑：抗肿瘤。

白口蘑：抗肿瘤。

假松口蘑：抗肿瘤。

油黄口蘑：抗肿瘤。

黄褐口蘑：抗肿瘤。

松口蘑：益肠胃，抗肿瘤，治疗支气管炎。

蒙古口蘑：益气，散血热，治疗小儿麻疹等。

毒蝇口蘑：抗肿瘤。

粉褶口蘑：抗肿瘤。

杨树口蘑：治疗过敏性血管炎。

灰褐纹口蘑：抗肿瘤。

粗壮口蘑：抗肿瘤。

皂味口蘑：抗细菌。

黄绿口蘑：抗肿瘤。

硫黄口蘑：抗肿瘤。

褐黑口蘑：抗肿瘤。

红鳞口蘑：抗肿瘤。

突顶口蘑：抗肿瘤。

竹林拟口蘑：抗肿瘤。

短柄灰包：止血。

灰柄灰包：止血。

石灰色柄灰包：止血。

贺兰柄灰包：止血。

白柄灰包：消肿，止血，清肺，利喉，解毒。

小孢柄灰包：止血，消炎。

爱劳德氏柄灰包：止血。

沙漠柄灰包：止血。

被疣柄灰包：止血。

稻曲菌：消炎，杀菌。

谷子黑粉菌：消化不良。

菰黑粉菌：治疗风热赤目。

玉米黑粉菌：治疗肝病、胃病，神经衰弱等。

大麦黑粉菌：发汗，止痛。

小麦黑粉菌：发汗，止痛。

草菇：治疗坏血症，抑肿瘤。

茯苓菌：止咳，利尿，安神，退热，抗肿瘤。

黄干脐菇：抗肿瘤。

黑柄炭角菌：利便，补肾，增强免疫力等。

笔状炭角菌：利便。

平伏韧革菌：抗肿瘤。

丛片韧革菌：抗肿瘤。

硬笋革菌：抗肿瘤。

二、保肝利胆的药用真菌

真菌被用作药物，在我国已有悠久的历史，它不仅是我国天然药物资源和中草药的一个极为重要的组成部分，而且已成为当今探索和发掘治疗肝脏疾病药物的重要领域。2000 多年前东汉末，世界上第一部药物专著《神农本草经》中就记载了灵芝、茯苓、猪苓、雷丸等真菌的药效；明代，著名医药学家李时珍的巨著《本草纲目》，收藏药用真菌已达 20 多种；清初，汪昂的《本草备要》中，首次记载了冬虫夏草作为药用真菌的效果；1974 年，刘波著的《中国药用真菌》搜集了 78 种药用真菌。第三版介绍了 121 种药用真菌；1987 年，中国科学院编写了《中国药用真菌图鉴》一书，介绍了近 272 种药用真菌。

自 1929 年英国细菌学家亚历山大·弗莱明第一次从青霉菌中发现青霉素后，真菌的药用价值在国际上受到重视。青霉素广泛应用已近 70 多年，自 20 世纪 60 年代发展起来的新抗生素叫头孢霉素，又称先锋霉素，已广泛应用于临床。自 1930 年德国人发现担子菌有抗肿瘤活性以来，特别是日本千原于 1969 年报道了香菇多糖抗肿瘤之后，全世界掀起了从真菌中寻找抗肿瘤药物的热潮，证明了 500 多种真菌具有显著的抗肿瘤活性。在 20 世纪 70 年代，自从中国人发现云芝、树舌可以用于治疗肝脏疾病后，日本、韩国等亚洲国家也掀起了寻找治疗肝脏疾病的药用真菌的热潮。

　　我国真菌资源十分丰富，可用的真菌就达上千种，目前中国药用及包括试验有效的大型真菌就有 600 多种，民间利用真菌入药有着悠久的历史，具有丰富且宝贵的经验，已有许多真菌被用作生物药或制成中成药加以应用。

　　发光假蜜环菌又称亮菌（Armillariella tabescens），用于治病是我国首创，它含假蜜环菌甲素（Armillarisin A），系香豆素类化合物，是治疗胆道感染的一种有效成分。假蜜环菌对于治疗胆囊炎、急性或慢性肝炎和迁延性肝炎有一定效果（1974 年第 14 期《微生物学报》）。从柱状田头菇中分离得到两个吲哚类衍生物，这两个化合物具有抑制兔肝微粒体脂过氧化作用（《高等真菌化学》）。

　　云芝（Coriolus versicolor）的生物学特征、药理作用及应用前景发表于 2003 年第 31 期《安徽农业科学》。树舌（Canoderma applanatum）的化学成分及药理学研究进展发表于 2005 年第 3 期《菌物研究》。双孢蘑菇（Agaricus bisporus）子实体浸出液可用于治疗迁延性肝炎、慢性肝炎、肝肿大、早期肝硬化及白血病等，见《药用蕈菌》。这三种真菌都具有保肝功能，治疗迁延性和慢性肝炎，使乙型肝炎表面抗原（HBsAg）和乙型肝炎核心抗原（HBeAg）转阴。桑黄是治疗肝病、肝硬化、肝癌的绝药，桑黄对实验性肝纤维化大鼠血液动力学的影响发表于 2002 年第 18 卷第 6 期《解放军药学学报》。

　　变绿红菇（Russula virescens）有明目、泻肝火、散内热等功效，见《滇南本草》。冬虫夏草（Cordyceps sinensis）对四氯化碳诱发的大鼠肝纤维化有防治作用，见《药用蕈菌》。槐耳有利肝保胆的作用，见《中国药用真菌》。木蹄层孔菌多糖对小鼠免疫功能的影响发表于《南方医科大学学报》。薄树芝（薄盖灵芝）对小鼠体内、外免疫反应的实验研究发表于 1989 年第 9 卷 3 期《上海免疫学杂志》。

第4章
野生药用真菌的药理作用

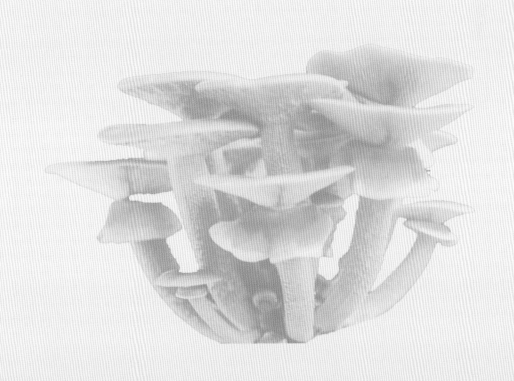

一、灵芝（表 4-1）

【成分药理】

1. 抗肿瘤作用

自身免疫功能低下或失调，是肿瘤发生并扩展的重要原因。赤芝是最佳的免疫功能调节和激活药，它可显著提高机体的免疫功能，增强患者自身的抗癌能力。赤芝可以通过促进白细胞介素 −2 的生成，通过促进单核巨噬细胞的吞噬功能、提升人体的造血能力尤其是白细胞的指标水平，此外通过其中某些有效成分对癌细胞的抑制作用，成为抗肿瘤和癌症辅助治疗的优选药物。赤芝对人体几乎没有任何不良反应。这种无毒性的免疫活化药的优点，恰恰是许多肿瘤化疗药物和其他免疫促进药都不具有的。

2. 保肝解毒作用

赤芝对多种理化及生物因素引起的肝损伤有保护作用。无论在肝脏损害发生前还是发生后，服用赤芝都可保护肝脏，减轻肝损伤。赤芝能促进肝脏对药物、毒物的代谢，对于中毒性肝炎有确切的疗效。尤其是慢性肝炎，赤芝可明显消除头晕、乏力、恶心、肝区不适等症状，并可有效地改善肝功能，使各项指标趋于正常。所以，赤芝可用于治疗慢性中毒、各类慢性肝炎、肝硬化、肝功能障碍。

3. 对心血管系统的作用

动物实验和临床试验均表明，赤芝可有效地扩张冠状动脉，增加冠脉血流量，改善心肌微循环，增强心肌氧和能量的供给。由此可见，赤芝对缺血的心肌具有保护作用，可广泛用于冠心病、心绞痛等疾病的治疗和预防。对高脂血症患者，赤芝可明显降低血胆固醇、脂蛋白和甘油三酯，并能预防动脉粥样硬化斑块的形成。对于动脉粥样硬化斑块已经形成的患者，则有降低动脉壁胆固醇含量、软化血管、防止进一步损伤的作用，并可改善局部微循环，阻止血小板聚集。这些功效对于多种类型的中风有良好的防治作用。

4. 抗衰老作用

赤芝所含的多糖、多肽等有着明显的延缓衰老功效。此功效主要基于以下机制：①促进和调整免疫功能。对于成年人和老年人而言，这种促进和调整可明显延缓衰老。对于处于生长发育阶段的少年儿童而言，则可促进其免疫功能的完善，增强抗病能力，确保其健康成长。②调节代谢平衡，促进核酸和蛋白质的合成。研究表明，赤芝能促进血清、肝脏、骨髓的核酸和蛋白质的生物合成，因此可以有效地抗病、抗衰老。观察表明，服用赤芝以抗衰老，不仅对老年人有益，对各年龄阶段的人士均适用，因为生长发育的过程，也就是走向衰老的过程。③抗自由基作用。生物体所产生的内源性防卫自由基损伤的抗氧化剂或抗氧化酶类物质（如超氧化物歧化酶，SOD）的降低，是人体衰老的一个原因。赤芝多糖有显著的抗 SOD 活性，可显著清除机体产生的自由基，从而阻止自由基对机体的损伤，防止了机体的过氧化，保护了细胞，延缓了细胞衰老。④赤芝多糖能显著增强细胞核内 DNA 合成能力，并可增加细胞的分裂代数，从而对祛纹除皱、延缓机体衰老有明显的疗效。

5. 抗神经衰弱作用

赤芝被用于神经衰弱症与失眠的治疗，是由于它对中枢神经能起到良好的作用。特殊提取物能激发运动性抑制，使运动性降低，能协调运动失调，呈现用量依赖性效果。对于环己巴比妥的催眠作用，能缩短患者的睡眠时间，能延长中枢神经兴奋药咖啡因导致的痉挛及死亡的时间，这些结果表明，赤芝对于中枢呈抑制性作用。

6. 其他

赤芝主要含麦角甾醇、有机酸、氨基葡萄糖、多糖类、树脂、甘露醇和多糖醇等，同时还有生物碱、内酯、香豆精苷、水溶性蛋白质和多种酶类。提取赤芝中多糖、灵芝多肽、三萜类、16 种氨基酸（其中含有 7 种人体必需氨基酸）、蛋白质、甾类、甘露醇、香豆精苷、生物碱、有机酸（主含延胡索酸），以及微量元素 Ge、P、Fe、Ca、Mn、Zn 等有效成分，能对症治疗心脑血管、消化、神经、内分泌、呼吸、运动等各个系统疾病，尤其对肿瘤、肝脏病变、失眠以及抗衰老的作用十分显著。

表 4-1　野生灵芝、人工栽培灵芝、人工灵芝孢子粉三者的对比

类　别	野生灵芝	人工栽培灵芝	人工灵芝孢子粉
有机锗	800～2000ppm	无	无
多糖	2.38%	0.40%	0.75%
灵芝酸	15	5	极少
三萜	多	较少	极少
微量元素	配合完全	差异较大	差异极大
腺苷	多	少	少
其他成分	150 多种	10 多种	10 多种
农药	无	含量较高	含量较高

二、东方栓菌

【成分药理】

对小白鼠肉瘤 S180 和艾氏腹水癌的抑制率为 80% 和 100%。祛风除湿，清肺止咳。

三、紫丁香蘑（图 4-1）

【成分药理】

紫丁香蘑的提取物对小白鼠肉瘤 S180 的抑制率为 90%，对艾氏腹水癌的抑制率为 100%。并能调节机体正常糖代谢，促进神经传导。子实体

含维生素 B₁、硬脂酸、神经酰胺和麦角甾醇类化合物。其中麦角甾醇类化合物能显示弱的抗 HIV 活性，对 L–1210 细胞株有极强的抗癌活性，能抑制 MCF–7 人类乳腺癌和 Walker 256 肉瘤细胞株生长。采用溶剂提取，硅胶柱层析分离，光谱和化学方法鉴定结构。结果 4 个化合物分别鉴定为（2S, 3S, 4R, 2′ R）–2（2′ – 羟基二十四碳酰氨基）十八碳 –1, 3, 4– 三醇、5α, 8α– 表二氧 –（22E, 24R）– 麦角甾 –6, 22– 二烯 –3β– 醇（ergosterol peroxide）、（22E, 24R）– 麦角甾 –5, 7, 22– 三烯 –3β– 醇（ergosterol）、硬脂酸（stearic acid）。此外，还具有抗炎、抗补体、免疫抑制、促进血小板凝聚、抗流感病毒、拮抗革兰阳性及阴性细菌等作用。

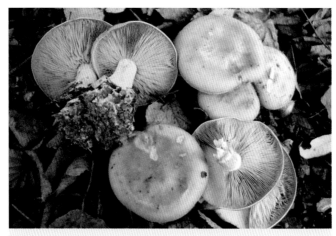

▲ 图 4–1　紫丁香蘑（Tricholomataceae）

四、肉球菌

【成分药理】

肉球菌一般指竹菌，竹菌醚提取物对小鼠肉瘤和小鼠宫颈癌有抑制作用。该提取物中的一个结晶组分发现有明显的细胞毒性。小鼠腹腔一次注射 5mg/kg 剂量可导致立即死亡。竹菌菌粉治疗肝癌、肺癌、胃癌、直肠癌病例表现出一定的缓解作用，除胃肠道反应以外，未见对造血系统等有明显的影响。据中国科学院昆明植物研究所的研究成果显示，该菌含有一种广谱抗细菌物质，此物质经有机溶剂提取后主要存在于乙醚提取物中。本品子座部分含松胞菌素 D 和竹菌素。从竹菌（肉球菌）的子实体分离到的松胞菌素 D 能专一性地影响哺乳动物细胞的微丝系统排列，抵抗病毒对细胞的感染，并对阴道滴虫有有效的杀灭作用。有报道，松胞菌素为一类新型的细胞毒物质，能抑制细胞质分裂，高浓度时能使细胞核从细胞中脱出。晒干后药用，有抗菌消炎的作用，但其味苦，某些人服用后可能产生呕吐反应。民间以此菌治病历史悠久，对癌症、喉炎、扁桃腺炎、腮腺炎、胃炎、胃溃疡、急性肾炎、皮肤化脓等炎症有一定疗效。

五、桑黄（图 4-2）

【成分药理】

抗癌的作用机制是强化免疫力，诱导癌细胞自行死亡，抑制癌细胞的增殖及转移，减轻化疗和放疗的不良反应，缓解癌症特有的疼痛，阻止溃疡、息肉、良性肿瘤等恶变为癌，预防、避免癌症的复发。预防和治疗类风湿关节炎。桑黄提取物能够完全抑制尿酸，对痛风有良好效果。抗过敏，对过敏性鼻炎、久治不愈的湿疹疗效很好。热水提取物对小白鼠肉瘤 S180 的抑制率为 87%，艾氏腹水癌的抑制率为 80%。含有落叶松蕈酸，藜芦酸，麦角甾醇，饱和脂肪酸，C23、C25 的饱和烃，甘氨酸，天冬氨酸等氨基酸，草酸，甘露岩藻半乳聚糖，木糖氧化酶，以及过氧化氢酶，脲酶，酯酶，多糖等。桑黄中的落叶松蕈酸有抑制汗腺分泌的作用，可用于治疗盗汗，还有洋地黄效应，低浓度兴奋平滑肌，大剂量则发生抑制作用，中毒量可引起延脑血管运动中枢、呼吸中枢先兴奋后抑制。桑黄对女性月经不调等妇科疾病也有疗效，被称为"妇科圣药"。

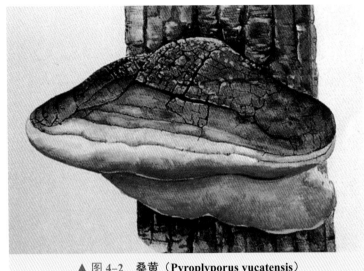

▲ 图 4–2　桑黄（Pyroplyporus yucatensis）

六、云芝

【成分药理】

抗肿瘤作用，云芝多糖对肉瘤 S180、白血病 L1210 和腺癌 755 均有抑制作用。粗制品如云芝菌丝热水提取物，对 S180 抑制率为 77.5%，精制品活性增强，对 S180 抑制率达 99.3%。由于云芝多糖能明显抑制动物多种肿瘤，抗瘤谱较广。提高机体免疫功能，云芝多糖对小鼠腹腔巨噬细胞可加强其吞噬作用，对环磷酰胺引起的脾脏萎缩具有对抗作用。多糖能使胸腺缩小、脾脏重量增加。云芝多糖肽能使淋巴细胞明显增殖，小鼠腹腔内注射环磷酰胺 25mg/kg 抑制活化 T 细胞产生白细胞介素 –2（IL–2）和 T 细胞中介的迟发型超敏反应（DTH），如同时给予 PSP 25mg/kg，连续 5 天，可对抗上述免疫抑制效应。实验证明，云芝多糖能提高腹腔巨噬细胞对乙酰低密度脂蛋白（AC–LDL）的结合、内移和降解，整体发挥降脂、抗动脉粥样硬化的作用。对中枢神经系统的作用，云芝多糖能改善小鼠和大鼠的学习记忆功能，对东莨菪碱所致的大鼠学习记忆障碍有明显的改善作用。降血糖作用、抗肝炎。云芝多糖具有防止氧化损伤的作用。

七、树舌

【成分药理】

树舌灵芝具有广泛的药理活性，主要包括调节机体免疫系统、抗肿瘤、抗病毒、消炎抗菌、降血糖、调节血压、阻碍血小板凝集和强心作用。腹水癌、神经系统疾病、肝炎、心脏病、糖尿病和糖尿病并发症、胃溃疡、急慢性胃炎、十二指肠溃疡、胃酸过多等胃病均可食用。树舌多糖以 $500\mu g/ml$ 剂量最佳，并可协同伴刀豆凝集素 A（Con A）激活小鼠 T 淋巴细胞增殖。小鼠每日腹部皮下注射树舌多糖 $20mg/kg$，连续 10 天，可明显增强 T 细胞对丝裂原 Con A 的反应性，小鼠脾细胞产生 γ-IFN 能力明显增强。口服或腹腔注射树舌多糖制剂可增强对蛋白质抗原的迟发性过敏反应，增强 T 淋巴细胞对 IgG 抗体应答的记忆功能，树舌多糖增强迟发性过敏反应可能是通过激活非特异性增强 T 细胞所致。静脉注射树舌提取物可保护蜱媒脑炎病毒 K5 对小鼠的致命感染。在四氯化碳所致肝纤维化病理进程中，使用树舌灵芝多糖进行干预，可显著降低血清丙氨酸转移酶，提示树舌灵芝多糖能改善四氯化碳中毒的大鼠的肝脏功能，改善机体的整体状态。该菌含麦角甾醇，灵芝 -22- 烯酸 A、F、G，灵芝酸 A、P 甲酯，树舌环氧酸 A、B、C、D，赤杨烯酮，无羁萜，无羁萜醇，表无羁萜醇，色素葡聚糖 CF1、CF2，多糖，棕榈酸、亚油酸等脂肪酸。

八、粗毛黄褐孔菌（图 4-3）

【成分药理】

可供药用，有抗癌作用，对小白鼠肉瘤 S180 和艾氏腹水癌抑制效率分别为 80% 和 70%。据记载此种可做染料，还有齿菌酸（eburicoic acid）在医药上用来合成甾体。产生木质素酶、半纤维素酶、淀粉酶及有机酸等多种代谢产物，其用途广泛。

在东北用于治疗消化不良等胃病。还有止血、祛风等药用功能。在新疆南部维吾尔族有采集入药的习惯，是一种古老的维药，主要用于治疗各种癌症、糖尿病、痛风、关节炎等疑难杂症。分别用不同剂量野生粗毛黄褐孔菌多糖，灌胃正常小鼠与四氧嘧啶致糖尿病小鼠，结果显示，野生粗毛黄褐孔菌多糖对正常小鼠无明显影响，对糖尿病小鼠在给药 21 天后，中剂量组、高剂量组与阴性对照组之间差异极其显著，与阳性对照组之间差异不显著，表明具有一定程度降低糖尿病小鼠血糖的功效。具有祛风、止血、败毒止痛、治疗五痔脱肛，肠痔下血之功效。

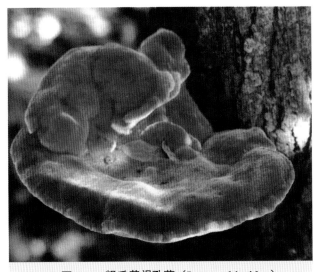

▲ 图 4-3　粗毛黄褐孔菌（Inontus hispidus）

九、木蹄层孔菌

【成分药理】

含抗癌活性多糖和色素。对小白鼠肉瘤 S180 的抑制率达 80%。子实体含有多糖、草酸（oxalic acid）、对联苯酚过氧化酶（p-diphenol oxidose）、胱氨酸和赖氨酸等多种氨基酸。本品含 7, 22- 麦角甾二

烯 -3- 酮、辅酶 Q9、乙酰齐墩果酸、麦角甾醇、5α, 8α- 环二氧 -6, 22- 麦角甾二烯 -3β 醇、白桦脂醇、4, 6, 8（14）, 22- 麦角甾四烯 -3- 酮等。木蹄可显著提高实验小鼠减压缺氧的耐受能力，延长其存活时间，具有抗疲劳、抗高温的作用。木蹄水煎剂（含生药 0.5mg/ml）和注射液（含生药 1mg/kg）腹腔注射，可增强小鼠腹腔巨噬细胞的吞噬功能，提高小鼠抗缺氧和耐负压的能力。多糖（FA-6）具有抑制植物病毒的活性。能影响缺氧集体肠系膜微循环的流速、流态，对微循环具有改善作用。并有解热、治疗心脏病的作用。

十、松针层孔菌（图 4-4）

【成分药理】

子实体含齿孔酸等活性物质，对小白鼠肉瘤 S180 及艾氏腹水癌的抑制率均达 100%，这意味着松针层孔菌具有优良的抗癌功效。用于各种癌症，如食管癌、胃癌、结肠癌、肺癌、乳腺癌、子宫癌等，可改善患者的症状，如增加食欲和体重、减轻疼

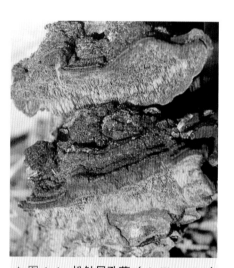

▲ 图 4-4　松针层孔菌（phellinuspini.）

痛，有时可见肿瘤缩小、胸腹水减少。可明显提高患者的细胞免疫功能，延长肿瘤患者的生存期，明显改善生存质量。从子实体中提取分离到一种水溶性多糖组分 PS1，能提高正常和免疫低下小鼠的巨噬细胞吞噬能力。此外，PS1 能显著促进脾细胞体外增殖能力，多糖 PS1 能显著提高机体的免疫能力。该菌 3 种多糖均不同程度地提高了小鼠血清、心、肝、脑、脾中超氧化物歧化酶（SOD）、谷胱甘肽过氧化物酶（GSH-Px）活力，降低了 MDA 生成量，而对 TOAC 值影响较小；同

时，3 种多糖均显著提高了小鼠体内血清 NO 生成量。3 种多糖的抗氧化机制可能与其他抗氧化剂不同，其对小鼠体内氧化压力和抗氧水平呈双重增加效果，可能是由于多糖作为免疫物质引起机体的免疫反应造成的。

十一、裂蹄层孔菌

【成分药理】

所含粗多糖对动物进行的抗癌实验研究表明，该粗多糖对小白鼠 S180 及 L1210 的抑制率分别为 96.7% 和 50.5%。可能通过抑制 "AKT" 酶抗击乳腺癌细胞，"AKT" 酶可控制促使细胞生长的 "信号"。裂蹄层孔菌有抗皮肤癌、肺癌和前列腺癌的功效，针裂蹄层孔菌提取物减慢了新生癌细胞的生长速度，阻止了向肿瘤提供养分的新生血管的产生。天然裂蹄层孔菌提取物对 HSV-1、HSV-2、巨细胞病毒、流行性腮腺炎病毒、麻疹病毒、流感病毒 A 型和 B 型有效。天然裂蹄层孔菌提取物组与空白对照组相比，小鼠症状、死亡率、体重减少均得到抑制。用裂蹄层孔菌子实体水提物处理 HepG2 细胞后，噻唑蓝法（MTT 法）可见浓度和时间依赖性抑制细胞增殖；电镜下观察凋亡小体的出现，流式细胞仪技术显示 Annexin-V 染色呈阳性，都证明了 HepG2 细胞发生了凋亡。RT-PCR 和 Western Blot 分析证实 WEPL 刺激 *bax* 表达量上调、*bcl-2* 表达量下调，进而诱导了细胞凋亡。结果表明 WEPL 诱发的克隆人类肝癌细胞系 HepG2 的细胞凋亡可能是通过上调 *bax*、下调 *bcl-2* 活性来实现的。裂蹄层孔菌水溶性酸性多糖（PL）对内毒素 LPS 诱导的脓毒性休克的作用明显。血清中前炎症因子 IL-1、IL-12、TNF-α 和 IFN-γ 的浓度，以及主要组织相容性复合体（MHC）Ⅱ 在炎症区域 B 细胞和巨噬细胞中的表达明显。裂蹄层孔菌在东方是著名的有多种生物活性的药用真菌，广泛用于治疗各种疾病，如口腔溃疡、胃肠紊乱、炎症、淋巴疾病和各种癌症。

十二、桦褐孔菌

【成分药理】

多年来，桦褐孔菌在俄罗斯民间作为治疗疾病的药用真菌，属于纯中药，是 21 世纪的保健功能性食品。长期的动物实验及临床试验表明使用桦褐孔菌无任何不良反应，起到的药效分为以下几种。

- 治疗糖尿病。俄罗斯 Komsomlshi 制药公司桦褐孔菌精粉对糖尿病的治愈率为 93%。

- 抗癌作用。对多种肿瘤细胞（如乳腺癌、唇癌、胃癌、耳下腺癌、肺癌、皮肤癌、直肠癌、霍奇金淋巴癌）有明显的抑制作用。防止癌细胞转移、复发，增强免疫能力，促进健康。并且用于配合恶性肿瘤患者的放疗、化疗，增强患者的耐受性，减轻不良反应。

- 防治艾滋病。对艾滋病有明显的抑制作用。

- 抗衰老。清除体内的自由基，保护细胞，延长传代细胞的分裂代数，增进细胞寿命，促进代谢，因而能有效地延缓衰老，长期服用可延年益寿。

- 有效抑制传染性病毒。可预防感冒。

- 防止高血压。据报道桦褐孔菌不仅是一种补药，而且是血液的清洁剂和疼痛的缓解剂。

- 改善并预防过敏性皮质。

- 对肝炎、胃炎、十二指肠溃疡、肾炎有明显的治疗作用。并对呕吐、腹泻、胃肠功能紊乱有治疗作用。

十三、红缘层孔菌

【成分药理】

对小白鼠肉瘤 S180 的抑制率为 70%，对艾氏腹水癌抑制率为 80%。含以亚油酸为主及棕榈酸、油酸、22～26 个碳原子的 2- 羟基酸、2, 3- 二羟基酸等长链脂肪酸、植物鞘氨酸、β-D- 葡聚糖、α- 葡聚糖、半纤维素、α、β、γ- 纤维素和果胶物质，还含有齿孔酸、去氢齿孔酸、草酸、麦角甾醇、羊毛甾醇、桦木醇、α- 氨基丁酸、赖氨酸和纤维素酶等。该菌提取物有抗细菌、调节中枢神经系统、降血糖、调节人体免疫力，以及抗氧化和清除游离基的作用。日本民间用作解热强心药。

十四、槐耳

【成分药理】

1. 抗肿瘤作用

用槐耳清膏进行荷瘤动物体内抗肿瘤实验，证实在一定剂量范围内槐耳清膏灌胃对小鼠肉瘤 S180。抑瘤率为 25%～46%，腹水型 S180 生命延长率为 38%。多糖腹腔给药抑瘤率为 37.1%～48%，生命延长率为 50%。均质多糖蛋白（PS-T）灌胃抑瘤率为 38%。腹腔给药为 38%～40.1%（$P < 0.01$）。说明清膏、多糖及 PS-T 对小鼠肉瘤 S180、腹水型 S180 有很明显的抗肿瘤作用，并对荷瘤动物有显著延长生命的作用。

2. 增强免疫功能

槐耳对巨噬细胞吞噬功能能有非常显著的促进作用，能增强溶菌酶活性，对脐血活性 E 玫瑰花结形成细胞（EaRFC）及移植物抗宿主反应（GVIIR）有增进影响，对 α、γ- 干扰素诱生，α- 干扰素促自然杀伤（NK）

细胞活性有协同作用，可提高特异性抗体产生，促进小鼠脾细胞 DNA 合成，说明它可明显促进机体免疫功能。

3. 抗病毒作用

槐耳清膏对小鼠血清干扰素诱生作用非常显著，对鸭肝炎病毒 DHBV 在用药后使鸭血清 HBV 减少。

十五、松萝（图 4-5）

【成分药理】

1. 抗细菌作用

松萝属等许多地衣类都含有抗细菌物质，其中松萝酸之抗细菌作用尤为突出。其抗细菌谱主要为革兰阳性细菌及结核杆菌。在试管中松萝酸对肺炎球菌、溶血性链球菌、白喉杆菌、结核杆菌都有很强的抑菌作用，抑菌浓度为 1～5mg/ml，50mg/ml 可完全抑制细菌的生长。对金黄色

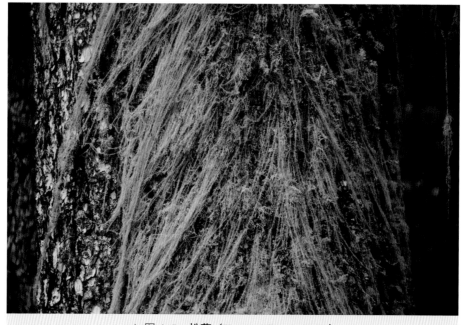

▲ 图 4-5　松萝（Usnea diffracta Vain.）

葡萄球菌的抑制较上述细菌稍弱，但强于对革兰阴性细菌的作用。右旋型与左旋型的抗细菌作用无大的差别。但也有报道对革兰阴性的百日咳杆菌、枯草杆菌、肺炎杆菌乃至大肠埃希菌、变形杆菌有效者，对痢疾杆菌、伤寒杆菌则无效。在体外试验中，松萝酸对人型结核杆菌有显著的抑制作用，20～50mg/ml可获得完全抑制，血清略能降低其效力。在体内试验中（对豚鼠的实验性结核的治疗），一般认为口服或腹腔注射有较好的疗效，能限制结核病变的发展；也有人报道单用松萝酸，对豚鼠实验性结核并无影响，但可增强链霉素的作用。在试管中，它与链霉素或异烟肼也有轻度的协同作用。对人的肺、肠结核，每日口服0.1～1.0g松萝酸钠盐或Evosin（一种含松萝酸的制剂）0.1～0.5g，可使结核病的某些症状如咳嗽、食欲减退、发热或肠结核性腹泻等，获得好转，甚至使结核菌的镜检转阴，但观察尚不够完善，不能下最后结论。上述症状的好转，似乎并非药物对结核菌的直接作用，因口服后，血中达不到抑菌浓度的水平。有人认为，它对人的结核病并无明显疗效。国内用松萝酸治疗肺结核，曾观察到有一定疗效。对松萝酸的抑菌作用原理，曾进行过不少研究，有人认为它能抑制蛋白质的合成，也有人认为它与氧化磷酸化的斥联有关。

2. 对细菌毒素及噬菌体的影响

以0.2%～0.4%松萝酸与破伤风毒素或白喉毒素混合或在毒素注射后10min内注射，可使小鼠耐受2倍的毒素致死量。对豚鼠接种白喉杆菌后2h，皮下注射松萝酸2mg/kg或事先将两者混合培养再接种于豚鼠，均有明显的保护作用。小鼠实验性破伤风杆菌感染，以松萝酸与青霉素联合应用的效果最好。用纸碟法证明，D-松萝酸0.5～5mg/ml有对抗噬菌体的作用。

3. 对其他病原体的作用

松萝酸对原虫、阴道滴虫也有抑制作用。口服松萝酸钠100～150mg/kg对羊的血吸虫、肝片吸虫均有伤害及杀灭作用，肌内注射可获更好效果；对兔血吸虫，由于其毒性较大，而用其衍生物——松萝酸苯胺，口服 200mg/(kg·d)，连服 9 天，亦可获得良好的效果。

4. 其他作用

对部分肝切除的大鼠，喂食松萝酸有促进肝再生的作用。能降低离体大鼠横膈对葡萄糖的利用及其糖元含量。对试验、猫静脉注射松萝酸钠 30mg/kg，可使血糖升高。D- 松萝酸能显著抑制海星受精卵的分裂及磷的摄取，而对氧消耗则几无影响。它还能抑制大鼠腹水瘤细胞的线粒体内 α- 甘油磷酸新四唑还原酶的活性。D- 松萝酸对离体豚鼠、蛙心均有抑制作用；对离体兔耳及蟾蜍下肢灌流，均有扩张血管的作用；对离体兔肠有罂粟碱样作用，麻痹肠管并拮抗氯化钡、乙酰胆碱引起的痉挛；对兔、牛的子宫、支气管及肠管亦有松弛作用。麻醉猫静脉注射 10mg/kg 松萝酸钠，能迅速而显著的增强其呼吸、较长时间的提高通气量、增加氧耗、升高体温，这些都说明代谢增进，有类似二硝基酚的作用，且毒性大于二硝基酚。

十六、苦白蹄（图 4-6）

【成分药理】

对小白鼠肉瘤 S180 和艾氏腹水癌的抑制率为 80%。含两种新的三萜酸化合物（officinalic acid 和 polyporenic acid），还含有落叶松蕈酸、草酸、枸橼酸、绚孔菌酸（sulfurenic acid）麦角甾醇、角鲨烯、齿孔烷、乙酸齿孔醇脂、异麦角甾酮、纤维素、木质素等化学成分。落叶松蕈酸能减少或停止汗腺分泌，它的

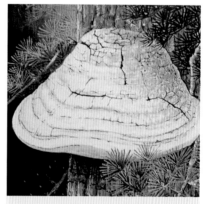

▲ 图 4-6　苦白蹄

作用主要是抑制汗腺分泌，但不同于阿托品。它还具有降压作用，反复给药可长期维持降压作用。齿孔酸使动物汗腺周围血管收缩而止汗，但不影响汗腺分泌，亦不扩瞳，作用约持续 20min。

十七、薄皮纤孔菌

【成分药理】

据报道，对小白鼠肉瘤 S180 的抑制率为 90%，对艾氏腹水癌的抑制率为 100%。香而甘，顺气益神、祛邪风。

十八、猪苓

【成分药理】

1. 抗肿瘤作用

猪苓提取物（主要为猪苓多糖）对小鼠移植性肿瘤 S180 有较显著的抑制作用。抑瘤率达 50%～70%，肿瘤重抑制率达 30% 以上。经提取物治疗的荷瘤小鼠中，有 6%～7% 的小鼠肿瘤完全消退。对肿瘤完全消退的小鼠，在 1～6 个月后再接种肿瘤细胞，均不生长肿瘤。在单用化疗药不表现抗肿瘤效果的剂量下，加用适量的猪苓提取物会有显著抗肿瘤作用。使荷瘤小鼠脾脏抗体产生细胞明显增多，表明有显著促进抗体形成的作用，还能显著提高荷瘤小鼠腹腔巨噬细胞的吞噬活力。

2. 免疫增强

多糖能显著增强小鼠 T 细胞对 ConA 的增殖反应以及 B 细胞对脂多糖（LPS）的增殖反应。能促进异型脾细胞激活细胞毒 T 细胞（CTL）对靶细胞的杀伤。CTL 是机体免疫监视的重要效应细胞，在肿瘤免疫中具有关键作用。

3.利尿作用

猪苓煎剂，相当于生药 0.25～0.5g/kg，静脉注射或肌内注射，对不麻醉犬具有比较明显的利尿作用，并能促进钠、氯、钾等电解质的排出。

4.对中毒性肝炎小鼠肝脏的保护作用

以四氯化碳和 D– 半乳糖胺腹腔注射小鼠，诱发成中毒性肝炎，在诱发前后腹腔注射猪苓多糖 100～200mg/kg，间隔 4h、8h、12h 各给药 1 次。均可明显阻止肝病变发生，谷丙转氨酶(SGPT)活力下降，肝 5′–核苷酸酶、酸性磷酸酶、6– 磷酸葡萄糖磷酸酶活力回升。体外亦有类似作用，表明对肝脏有明显的保护作用。

5.抗辐射作用

猪苓多糖对于防治小鼠急性放射病有明显效果。

十九、茯苓

【成分药理】

茯苓菌核含多种成分。茯苓的提取物能使实验动物心肌收缩力加强，心率增快。抗肿瘤作用，茯苓多糖、羧甲基茯苓多糖对小鼠肉瘤 S180 实体型及腹水转实体型、子宫颈癌 S14 实体型及腹水转实体型等均有不同程度的抑瘤作用。镇静作用，茯苓煎剂小鼠腹腔注射，能明显降低其自发活动，并能对抗咖啡因所致小鼠过度兴奋；对戊巴比妥钠的麻醉作用有明显的协同作用。茯苓可增强硫喷妥钠对小鼠中枢抑制的作用，麻醉时间显著延长。对心血管系统的作用，茯苓多糖腹腔给药，能抑制小鼠 S180 实体瘤生长。羧甲基茯苓多糖对小鼠移植肿瘤 U14 有较强的抑制作用。实验表明，羧甲基茯苓多糖对艾氏腹水癌细胞的 DNA 合成有抑制作用。茯苓素对小鼠白细胞 L1210 细胞的 DNA 合成有明显和不可逆的抑制作用，且抑制作用随剂量的增加而加强。茯苓素对抗癌药有增效作用，与丝裂霉素合用的抑瘤（小鼠肉瘤 S180）率为 48%（丝裂霉素单用为 35%）；与放线菌素 D 合用的抑瘤率为 38.9%（放线菌素 D 单用为 19.6%）；与环磷酰胺合用抑瘤率为 69%（环磷酰胺单用为 32.3%）；与氟尿嘧啶合用的抑瘤率为 59.1%（氟尿嘧啶单用为 38.6%）。对小鼠白血病 L1210，单独使用环磷酰胺的生命延长率为 70%，茯苓素与环磷酰胺合用为 168.1%。关于茯苓抗肿瘤的作用机制，实验证明，羧甲基茯苓多糖抗肿瘤作用与胸腺有关。亦有报道指出，茯苓多糖激活局部补体，使肿瘤邻近区域被激活的补体通过影响巨噬细胞、淋巴细胞或其他细胞及体液因子，从而协同杀伤肿瘤细胞。羧甲基茯苓多糖对艾氏腹水癌癌细胞的抑制作用是通过抑制 DNA 合成而实现的。

二十、竹黄（图 4-7）

【成分药理】

对心血管系统，真菌竹黄水煎提取物能使离体蛙心收缩力减弱，心率变慢，0.01g/L 浓度作用更强烈。对离体兔耳血管有直接扩张作用，表现为灌流量增加，尤其是血管处于挛缩状态时此作用更明显。小鼠由背部皮下注入真菌竹黄水煎提取物 3g/kg，对组胺所致皮肤毛细血管通透性增加有非常显著的抑制作用。静脉注射 0.5g/kg 该提取物能降低麻醉兔血压，其机制可能与影响心排血量和使小动脉

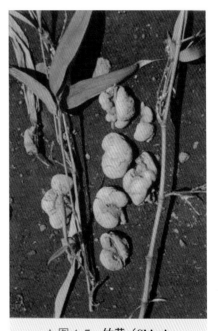

▲ 图 4-7 竹黄（**Shiraia bambusicola Henn**）

扩张，外周阻力减低有关。对心血管及血浆复钙时间的影响，0.2g/L浓度可显著延长血浆复钙时间，在血凝实验中，该药能延长凝血时间，可能与复钙时间延长有关。镇痛抗炎作用，真菌竹黄水煎提取物2～3.1g/kg皮下注射，对小鼠醋酸刺激性疼痛有较好的镇痛作用。从竹黄中提取物的结晶物Ⅲ号（竹菌甲素），以100mg/kg灌胃，能显著提高小鼠热板法痛阈，其作用优于吲哚美辛（消炎痛），与杜冷丁（10mg/kg）相似；能显著降低醋酸所致扭体反应的次数，亦能显著降低蛋清所致的足跖肿胀程度。其他作用，真菌竹黄多糖SB1及SB2经药理初步试验，对肝炎具有一定疗效。真菌竹黄水煎提取物15g/kg给小鼠灌胃，72h内小鼠活动自如，饮食正常，无不良反应；给雄性小鼠静注的 LD_{50} 为 6.471g/kg。

二十一、硫黄菌

【成分药理】

可抑制小白鼠肉瘤 S180 的生长，并延长动物的生存时间，子实体热水提取物抑制小白鼠艾氏腹水癌的生长。对小白鼠肉瘤 S180 和艾氏腹水癌抑制率分别为 80% 和 90%。子实体含有丙氨酸、亮氨酸等多种氨基酸，如麦角甾醇、24- 甲基胆固醇 -7, 22- 二烯 -3β- 醇、24- 甲基胆甾醇 -7- 烯 -3β- 醇、24- 甲基胆甾烷 -3β- 醇等甾醇类化合物。还含有蛋白多糖（PPF）及 D- 葡聚糖等多糖和齿孔酸（eburicoic acid）。子实体中含多糖、多种胞外游离氨基酸、球蛋白、白蛋白、醇溶谷蛋白、β-1, 4- 葡聚糖内切酶。此外，菌丝壁中还含有（1 → 3）-α-D- 葡聚糖和甲壳质。子实体多糖（PPF）静脉注射，可增加羊红细胞诱导的小白鼠脾细胞中空斑形成数目。此菌产生齿孔菌酸（eburicoic acid）可用于合成甾体药物，是治疗原发性慢性肾上腺皮质功能减退症等内分泌疾病的重要药物。另外还产生甜菜碱（betaine）、胡芦巴碱（trigionelline）和 γ 胡桃甜菜碱(γ–hutyro–betarine)、3β– 羟基 –8，24– 羊毛甾二烯 –21– 酸、龙虾肌碱等生物碱。

二十二、隐孔菌（图 4-8）

【成分药理】

据实验对小白鼠肉瘤 S180 和艾氏腹水癌的抑制率分别为 80% 和 90%。隐孔菌多糖是主要的抗过敏性炎症成分，能明显抑制致敏豚鼠抗原攻击引起的气道收缩反应，抑制血小板活化因子（PAF）诱导的嗜酸性粒细胞（EOS）趋化及抑制 EOS 的释放。隐孔菌多糖成分 A、B，均能明显抑制致敏大鼠抗原攻击后气道阻力的增加及肺顺应性的下降；减少支气管肺泡灌洗液中白细胞总数，降低嗜酸性细胞的数目，以多糖 B 作用更明显；多糖 A 和多糖 B 也明显抑制腹腔肥大细胞脱颗粒及腹腔嗜酸性粒细胞的渗出。隐孔菌多糖 A、B 成分抑制大鼠的气道高反应性，其作用可能与稳定肥大细胞膜、抑制嗜酸性细胞炎症和趋化有关。此菌

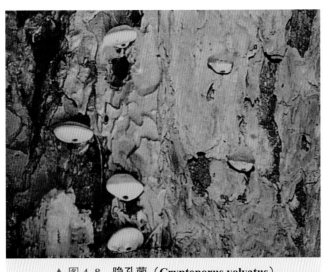

▲ 图 4-8　隐孔菌（**Cryptoporus volvatus**）

含芳香物质。云南丽江民间曾作为小儿断奶时的口含物或水煎服治疗气管炎和哮喘。云南民间有将此菌藏于屋室内作为香料之用。在检出的 29 种成分中，萜类化合物共 11 种，其中倍半萜 4 种，双环单萜 7 种，芳香族化合物共 6 种，脂肪族化合物共 12 种，萜类化合物总离子流（TOT）以双环单萜为高。含有橄榄酸 A、B、C、D、E、F、G、H，麦角甾醇，蛋白质结合多糖。橄榄酸 E 有抗肿瘤作用，可抑制大鼠和小鼠两种不同致癌物的结肠肿瘤造型，从而减少结肠肿瘤的发生。

二十三、马勃

【成分药理】

有机械性止血作用，对口腔出血有明显的止血作用，疗效不亚于淀粉海绵或明胶海绵，其缺点是不被组织吸收，故不宜作组织内留存止血或无效腔填塞用。马勃的水浸剂对奥杜盎氏小芽孢癣菌、铁锈色小芽孢癣菌等皮肤真菌均有不同程度的抑制作用。

二十四、薄树芝

【成分药理】

薄树芝（图 4-9）所含嘧啶和尿嘧啶核苷对实验性肌强直症小鼠血清醛缩酶有降低作用。从薄树芝菌丝体中提取的薄醇醚可使部分切除肝脏的小鼠肝脏再生能力加强，并对抗大剂量吲哚美辛所致小白鼠的毒性作用。

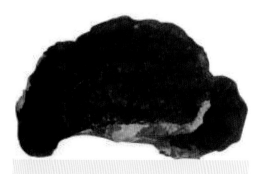

▲ 图 4-9　薄树芝（Ganoderma capense）

二十五、橘黄裸伞

【成分药理】

该菌实验抗癌，对小白鼠肉瘤 S180 的抑制率为 60%，对艾氏腹水癌的抑制率为 70%。此菌中毒后产生精神异常，如同酒醉者一样，手舞足蹈，活动不稳，狂笑或意识障碍，谵语或产生幻觉，看到房屋变小东倒西歪，视物不清，头晕眼花等病症。1964 年日本 Lmazaki 首先报道了此种毒菌的致幻觉作用，可能含有幻觉诱发物质。橘黄裸伞属于一种腐生神经致幻型毒菌，广泛分布于世界各地。有关神经致幻型毒菌通常含有活性色胺类毒素，可以引起神经致幻型中毒，一般认为毒性物质作用于中枢神经乃至脊髓，从而导致交感神经和生理功能的变化。具有清除 DPPH、ABTS 和超氧自由基等抗氧化活性，其抗氧化活性大约是水溶性维生素 E 的 3～5 倍。

二十六、毛蜂窝菌

【成分药理】

毛蜂窝菌发酵液乙酸乙酯萃取物对肿瘤细胞有较明显的抑制作用。据《中华本草》记载，毛蜂窝菌微苦、涩、微温，易宜肠、理气止痛、健胃之功效。传统中医常用毛蜂窝菌治疗胃病，在中医上还有治疗慢性肾炎的记载。在广东民间，曾有煎服毛蜂窝孔菌有助于肾结石患者排石的案例。

二十七、金丝刷

【成分药理】

安神，平肝，活血，敛疮。主治失眠，癫痫，眩晕，跌打损伤，水火烫伤。

二十八、蜜环菌

【成分药理】

据国外报道，从蜜环菌子实体中分离出的水溶性葡聚糖和多肽葡聚糖，经动物实验，后者对小白鼠肉瘤 S180 的抑制率为 70%，对艾氏腹水癌的抑制率为 80%。上海市静安区中心医院报道，应用蜜环菌制剂可以治疗高脂血症。其中的一些嘌呤衍生物，如 N6-（5- 羟基 -2- 吡啶）- 甲基腺苷，还具有脑保护和降血脂等生理活性，原伊鲁烷型倍半萜芳香酸酯类化合物可以显示不同程度的抗菌活性。经常食用蜜环菌子实体，可以预防视力下降、眼炎、夜盲、皮肤干燥、黏膜失去分泌能力，并可抵抗某些呼吸道和消化道感染的疾病。蜜环菌含一种中性多糖——葡聚糖，无蛋白质，含两种糖苷键。具有抗肿瘤的活性。研究表明蜜环菌多糖 AMP-1 能使正常小鼠的糖耐量增强，AMP-1、AMP-2 均能抑制四氧嘧啶糖尿病小鼠血糖升高，AMP-2 能显著降低四氧嘧啶糖尿病小鼠的血糖，对供试小鼠无毒性作用，内脏器官均正常无损。在小鼠腹腔中注射蜜环菌水提液可延长小鼠的睡眠时间，能降低尼古丁引起的小鼠死亡数、能增加狗的脑血流量与冠状动脉血流量；小鼠口服蜜环菌发酵液实验证明无毒害作用。日本学者，还从蜜环菌子实体中分离出一种 AMG-1 的化合物，对大脑具有保护作用和镇静作用。

二十九、灰树花

【成分药理】

灰树花还是引人注目的抗癌药源，一方面，较高的硒含量有抗肿瘤的作用，尤其是所含灰树花多糖，以 β- 葡聚糖为主，其中抗癌活性最强，据说比市面上的香菇多糖、云芝多糖等有更强的抗癌能力。以日本为主的科学家对灰树花进行了广泛的研究，证明了灰树花是最有价值的药食两用菇类，特别是从灰树花中提取的最有效活性成分灰树花 D-fraction 具有极强的抗癌功效，被誉为："真菌之王，抗癌奇葩"。抗癌作用：活化吞噬细胞、自然杀伤细胞，诱导白细胞素、γ- 干扰素、肿瘤坏死因子 -α 等细胞因子的分泌，诱导癌细胞凋亡，与传统的化学治疗药物（丝裂霉素、卡莫司汀等）合用，既增加药效，又减轻化疗过程中的不良反应，与免疫治疗药物（重组人干扰素 -α2b）有协同作用，减缓晚期癌症患者的疼痛，增加食欲，改善患者的生活质量。据文献报道，它有抑制高血压和肥胖症的功效；由于富含铁、铜和维生素 C，能预防贫血、坏血病、白癜风，防止动脉粥样硬化和脑血栓的发生；它的硒和铬含量较高，有保护肝脏、胰脏，预防肝硬化和糖尿病的作用；硒有防治克山病、大骨节病和某些心脏病的功能，它兼含钙和维生素 D，两者配合，能有效地防治佝偻病；锌有利于大脑发育、保持视觉敏锐，促进伤口愈合；高含量的维生素 E 和硒配合，使之能抗衰老、增强记忆力和灵敏度。

三十、蝉花

【成分药理】

抗肿瘤作用，大蝉草多糖有抗肿瘤作用。中枢神经系统作用，小鼠腹腔注射天然蝉花或人工培养品烯醇提取物能明显减少其自主活动，延长戊巴比妥钠和水合氯醛所致睡眠时间，提高阈下催眠量戊巴比妥钠的小鼠入眠率；延长中枢神经兴奋药士的宁和戊四氮所致小鼠惊厥的潜伏时间。经化学刺激法和热板法证明：两者镇痛作用明显。给正常和酵母致热大鼠腹腔注射，具有明显的降温作用。另有资料进一步证明，蝉花及其人工培养物，有明显的镇痛、镇静和解热作用。毒性，急性毒性实验表明：天然蝉化乙醇提取物小鼠灌胃 60g/kg，观察 72h，20 只小鼠无 1 只死亡，给药后动物仅活动减少，24h 后均恢复正常。腹腔注射的 LD_{50} 为 12.5±2.1g/kg，毒性反应表现为扭体、活动减少、呼吸困难直至死亡。亚急性毒性实验表明，三组大鼠分别以 1g/kg、3g/kg、9g/kg 灌胃给药，连续 28 天，结果动物的血常规，肝、肾功能和心电图均未见异常改变，对心、肝、脾、肺、肾等重要脏器病理学检查也未见明显异常改变。

三十一、假芝

【成分药理】

多糖含量为 18.29mg/g，多糖主要由甘露糖、葡萄糖和半乳糖构成。氨基酸含量≥200mg/g。果蝇生存实验证明，0.2%、1% 和 5% 剂量的提取物可分别使雄性果蝇平均寿命延长 11.8%、12.6% 和 31.8%，表明其具有显著的抗衰老作用。子实体性平、味淡，能消积化瘀、消炎、利尿通淋、补肾。对小白鼠肉瘤 S180 抑制率为 80%。

三十二、白耙齿菌

【成分药理】

在体液免疫方面，通过血清凝集素测定、血清溶血素测定和溶血空斑试验，结果表明其提取物对小鼠抗体的产生有明显的抑制作用。在细胞免疫方面，通过小鼠特异性玫瑰花形成的实验，表明对免疫早期阶段的抗原结合细胞RFC的生成有抑制作用。用羊红细胞进行足垫肿胀实验，表明对小鼠迟发性超敏反应有非常显著的抑制作用。实验还表明，提取物能提高巨噬细胞的吞噬功能，可加强机体对免疫复合物从血液中被清除的功能，对免疫复合物在肾小球沉积亦有抑制作用，这可能是对慢性肾小球肾炎治疗的临床药理基础。

三十三、柱状田头菇（图4-10）

【成分药理】

富含抗癌多糖。由于含有多量的抗癌多糖，其提取物对小白鼠肉瘤S180和艾氏腹水癌的抑制率，高达80%～90%，可见有很好的抗癌作用。还有丰富的B族维生素和多种矿物质元素，中医学认为该菇具有补肾、利尿、治腰酸痛、渗湿、健脾、止泻等功效，是高血压、心血管和肥胖症患者的理想食品。营养丰富，蛋白质含量高达19.55%。每100g

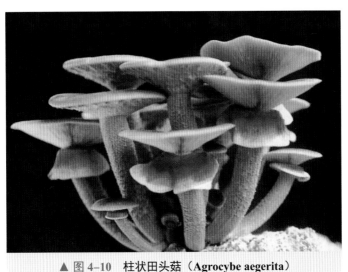

▲ 图4-10　柱状田头菇（**Agrocybe aegerita**）

（干菇）含蛋白质 14.2g，纤维素 14.4g，总糖 9.93g；含钾 4713.9mg，钠 186.6mg，钙 26.2mg，铁 42.3mg。对肾虚尿频、水肿、气喘，尤其小儿低热尿床，有独特疗效。含有人体所需的 18 种氨基酸，特别是含有人体所不能合成的 9 种氨基酸。

三十四、金顶侧耳（图 4-11）

【成分药理】

通过深层发酵获得金顶侧耳菌丝体。用水提法分别提取金顶侧耳菌丝体多糖、胞外（过滤液）多糖和全液（菌丝体＋发酵液）多糖。用 MTT 比色法测定金顶侧耳多糖体外对小鼠 S180 癌细胞及人结肠低分化腺癌细胞的抑制率。结果表明，金顶侧耳胞外多糖对体外培养的 S180 癌细胞有抑制作用，全液多糖和菌丝体多糖无抑制作用。这 3 种多糖体外对人结肠低分化腺癌细胞有抑制作用，其中金顶侧耳胞外多糖抑制率最高，全液多糖次之，菌丝体多糖最低。

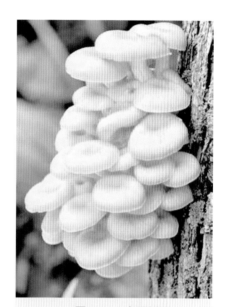

▲ 图 4-11　金顶侧耳
（**Pleurotus citrinipileatus**）

三十五、裂褶菌

【成分药理】

对小白鼠肉瘤 S180、艾氏腹水癌、大白鼠吉田肉瘤的抑制率为 70%～100%。子实体中含多糖类化合物，主要是裂褶菌多糖（schizophyllan），该多糖为（1 → 6）支链的 β-1, 3-D- 葡萄糖、scleroglucan 及 PS-1426 葡聚糖。另含 Fe、Zn 等 31 种无机元素、15 种氨基酸、甲壳质、丙酮酸、裂褶菌素。裂褶菌多糖具有在体外直接激活人血中附着细胞的活性，具有抗肿瘤活性，具有抗补体活性。

三十六、斑褐孔菌

【成分药理】

斑褐孔菌能显著提高小白鼠对减压和常压缺氧的耐受力，能显著提高离体兔心、豚鼠心、大白鼠心的灌流量，降低在体犬的心肌耗氧量，对大白鼠注射垂体后叶素诱发的急性心肌缺血有明显的对抗保护性作用，对乌头碱诱发的大白鼠心律失常（快速型）有对抗保护性作用。

三十七、牛肝菌

【成分药理】

牛肝菌毒蛋白具有抑制珠蛋白合成的作用。另从中分离出一种蛋白质 bolesatine（为一种植物血凝素），有促进 T 淋巴细胞有丝分裂和单核细胞释放白介素 -1α 和白介素 -2 的作用。

三十八、红鬼笔

【成分药理】

据民间经常食用的人说，有壮阳的功效，可药用。据《本草拾遗》

记载，可治"疮疽、虱疗、痈瘘"，有散毒、消肿、生肌作用。治疗疮疽时，将冲洗掉菌盖表面黏液后的子实体晒干或焙干，研磨和香油调成膏涂于患处或将干粉敷于患处。

三十九、大马勃

【成分药理】

孢子水提取物含有效成分马勃素（calvacin），是一种对热中度稳定的黏蛋白，对小白鼠肉瘤 S180 和肉瘤 MA387 及 Carbb、金鼠肉瘤效果较好，对多种动物瘤株均有抑制作用。含有酯类化合物、氨基酸、地衣酸、尿素、麦角固醇、淀粉酶和溴（＜ 100μg/kg）。清肺利咽，止血消肿，解毒治伤。大马勃的担子果经水提、乙醇沉淀、酶解、Sepharose 2B 柱层析，得均一性组分 CG Ⅲ。CG Ⅲ对由二甲苯所致小鼠耳壳炎，甲醛致小鼠水肿，醋酸致小鼠扭体反应均有显著的抑制作用，能显著延长小鼠热板反应时间。CG Ⅱ对供试微生物菌株无毒性。

四十、香菇

【成分药理】

香菇中还含有丰富的食物纤维，经常食用能降低血液中的胆固醇，防止动脉粥样硬化，对防治脑溢血、心脏病、肥胖症和糖尿病都有效。近年来，美国科学家发现香菇中含有一种"β- 葡萄糖苷酶"，试验证明，这种物质有明显的加强机体抗癌的作用，因此，人们把香菇称为"抗癌新兵"。香菇还能抗感冒病毒，因香菇中含有一种干扰素的诱导剂，能诱导体内干扰素的产生，干扰病毒蛋白质的合成，使其不能繁殖，从而使人体产生免疫作用。香味成分主要是香菇酸分解生成的香菇精（lentionione）。所以香菇是人们重要的食用、药用菌和调味品。香菇的鲜味成分是一类水溶性物质，其主要成分是 5′- 鸟苷酸、5′-AMP、5′-UMP 等核酸构成成分，均含 0.1% 左右。其香味成分主要是香菇酸分解生成的香菇精。香菇含有一种分子量为 100 万的抗肿瘤成分——香菇多糖，含有降低血脂的成分——香菇太生、香菇腺嘌呤和其衍生物，香菇还含有抗病毒的成分——干扰素的诱发剂——双链核糖核酸，是不可多得的保健食品之一。香菇中含不饱和脂肪酸甚高，还含有大量的可转变为维生素 D 的麦角甾醇和菌甾醇，对于疾病的预防和治疗有良好效果。经常食用对预防人体，特别是婴儿因缺乏维生素 D 而引起的血磷、血钙代谢障碍导致的佝偻病有益，可预防人体各种黏膜及皮肤炎症。香菇中所含香菇太生（lentysin）可预防血管硬化，可降低人的血压，从香菇中还分离出降血清胆固醇的成分（$C_8H_{11}O_4N_5$，$C_9H_{11}O_3N_5$）。香菇灰分中含有大量钾盐及其他矿物质元素，被视为防止酸性食物中毒的理想食品。香菇中的碳水化合物中以半纤维素居多，主要成分是甘露醇、海藻糖和菌糖（mycose）、葡萄糖、戊聚糖、甲基戊聚糖等。香菇性寒、味微苦，有利肝益胃的功效。我国古代学者早已发现香菇类食品有提高脑细胞功能的作用。如《神农本草》中就有服饵菌类可以"增智慧""益智开心"的记载。现代医学认为，香菇的增智作用在于含有丰富的精氨酸和赖氨酸，常吃可健体益智。

四十一、古巴裸盖菇

【成分药理】

从古巴裸盖菇中分离到的毒素，可用于精神分裂症、强迫性神经失调、身体畸形恐惧症等精神疾病的诊断和治疗，在丛集性头痛治疗、帮助戒毒、减轻癌症晚期患者痛苦、辅助精神治疗、定向催眠和戒酒等方面都有显著效果。

四十二、僵蚕

【成分药理】

僵蚕是一味常用中药，味辛、咸，性平，具有祛风解痉，化痰散结，清热、解毒、燥湿的功效，临床多用于治疗热咳，痰喘，吐血，崩，带，跌打损伤，风湿痛，疮毒等，近年来其应用范围和领域不断扩大。

第 5 章
肝硬化：现代医学的难题

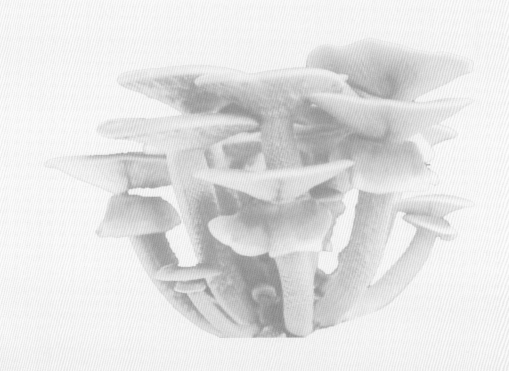

肝硬化是临床常见的慢性进行性肝病，由一种或多种病因长期或反复作用形成的弥漫性肝损害。在我国大多数为肝炎后肝硬化，少部分为酒精性肝硬化和血吸虫性肝硬化。病理组织学上有广泛的肝细胞坏死、残存肝细胞结节性再生、结缔组织增生与纤维隔形成，导致肝小叶结构破坏和假小叶形成，肝脏逐渐变形、变硬而发展为肝硬化。早期由于肝脏代偿功能较强可无明显症状，后期则以肝功能损害和门静脉高压为主要表现，并有多系统受累，晚期常出现上消化道出血、肝性脑病、继发感染、脾功能亢进、腹水、癌变等并发症。

一、肝纤维化、肝硬化及其危害

（一）什么是肝纤维化和肝硬化

肝纤维化是指肝内弥漫性纤维结缔组织沉积，是肝脏对炎症坏死等组织损伤的修复反应。从生物化学成分角度来说，肝纤维化就是各种胶原、非胶原蛋白、蛋白多糖等肝脏的细胞外基质合成增加和（或）降解减少，导致上述成分在肝脏内过度沉积。

肝硬化是指肝脏弥漫性的纤维化伴有异常结节形成。而肝硬化的基本发病机制是各种病因引起持续性或反复性的肝脏实质细胞弥漫性坏死、再生，在此过程中有纤维化及再生结节形成。因此，肝硬化是肝脏的纤维化持续存在和发展的后果，是各种慢性肝病共同的结果。

从临床的角度来看，肝硬化是指以上原因导致的肝功能衰竭（黄疸、出血、血清蛋白降低等）和门静脉高压症（食管和胃底静脉曲张及破裂出血、腹水、自发性细菌性腹膜炎、肝肾综合征、肝性脑病）等表现。

虽然在病理学上，各种损肝因素导致的慢性肝炎首先引起肝脏纤维化，继而导致肝小叶结构的破坏和假小叶的形成，最终发展为肝硬化，但实际上由肝纤维化向肝硬化发展是一个连续的动态过程，在临床上无法将这两个阶段截然分开。

（二）肝硬化对人体的危害有多大

肝脏是人体的一个重要器官，它不仅参与蛋白质、凝血因子等物质的合成，同时还是人体的"解毒工厂"。发生了肝硬化，意味着广泛的肝细胞受到破坏，必然会使肝脏的生理功能大打"折扣"，而且，随着病情的加重，这种肝功能"折扣"也越来越大。

在肝硬化早期，即肝功能代偿期，患者的症状和体征均较轻微，肝功能检查可能仅有轻度异常，甚至没有发现异常。肝硬化发展到一定程度后，就进入肝功能失代偿期，患者会出现食欲缺乏、消瘦乏力、腹痛、腹泻、牙龈出血、鼻出血、发热、黄疸、脾大、腹壁静脉曲张、腹水等种种体征。

此时如做化验检查，可以发现患者的胆红素、脂肪及蛋白质代谢均发生异常，如白蛋白下降、胆红素升高、凝血酶原时间延长等。

肝硬化的并发症对患者生命有很大的威胁。首先是上消化道出血，多是由于肝硬化导致肝门静脉高压，食管、胃底静脉曲张，当受到粗糙食物、化学物质或腹内压升高等因素刺激时，曲张的血管极易破裂，发生大出血。其次是腹水、自发性细菌性腹膜炎、肝性脑病、肝昏迷、肝肾综合征、肾功能衰竭等。这些并发症预后极差，是造成肝硬化患者死亡的重要原因。另外，肝硬化患者脾功能亢进，机体免疫功能减退，加上门、体静脉间侧支循环的建立，增加了感染的机会，因而容易发生支气管炎、肺炎、腹膜炎、胆道感染等。由于患者抵抗力降低，这时发生感染无异于雪上加霜，使患者的生命受到威胁。

（三）肝脏是怎么发生硬化的

肝硬化的主要发病机制是进行性纤维化。正常肝组织间质的胶原（Ⅰ和Ⅲ型）主要分布在门管区和中央静脉周围。发生肝硬化时，Ⅰ型和Ⅲ型胶原蛋白明显增多并沉积于小叶各处。随着窦状隙内胶原蛋白的不断沉积，内皮细胞窗孔明显减少，使肝窦逐渐演变为毛细血管，导致血液与肝细胞间物质交换障碍，造成肝硬化进一步发展。

与肝硬化病理变化相关的大量胶原，来自于窦状隙部位的星状细胞，该细胞可转化为成纤维细胞样细胞，这时增生活跃。初期增生的纤维组织虽形成小的条索，但尚未互相连接形成间隔而改建肝小叶结构时，称为肝纤维化。如果继续发展，小叶中央区和门管区等处的纤维间隔将互相连接，使肝小叶结构和血液循环改建而形成肝硬化，产生异常结节。

二、肝硬化形成的病因

引起肝硬化的病因很多，可分为病毒性肝硬化、酒精性肝硬化、代谢性肝硬化、胆汁淤积性肝硬化、肝静脉回流受阻性肝硬化、自身免疫性肝硬化、毒物或药物性肝硬化、营养不良性肝硬化、隐源性肝硬化等。

- 病毒性肝炎：目前在中国，病毒性肝炎尤其是慢性乙型、丙型肝炎，是引起门静脉性肝硬化的主要因素。

- 酒精中毒：长期大量酗酒，是引起肝硬化的因素之一。

- 营养障碍：多数学者认为营养不良可降低肝细胞对有毒和传染因素的抵抗力，而成为肝硬化的间接病因。

- 工业毒物或药物：长期或反复地接触含砷杀虫剂、四氯化碳、黄磷、氯仿等，长期使用某些药物如双醋酚汀、异烟肼、辛可芬、四环素、甲氨蝶呤、甲基多巴，可产生中毒性或药物性肝炎，进而导致肝硬化。黄曲霉素也可使肝细胞发生中毒损害，引起肝硬化。

- 循环障碍：慢性充血性心力衰竭、慢性缩窄性心包炎可使肝内长期瘀血缺氧，引起肝细胞坏死和纤维化，称淤血性肝硬化，也称为心源性肝硬化。

- 代谢障碍：如血色病和肝豆状核变性（亦称 Wilson 病）等。

- 胆汁淤积：肝外胆管阻塞或肝内胆汁淤积时高浓度的胆红素对肝细胞有损害作用，久之可发生肝硬化，肝内胆汁淤积所致肝硬化称原发性胆汁性肝硬化，由肝外胆管阻塞所致肝硬化称继发性胆汁性肝硬化。
- 血吸虫病：血吸虫病时由于虫卵在门管区刺激结缔组织增生成为血吸虫病性肝硬化，可引起显著的门静脉高压，亦称血吸虫病性肝硬化。
- 原因不明：部分肝硬化原因不明，称为隐源性肝硬化。

三、肝硬化的症状与体征

轻度肝硬化常见症状有纳差、上腹痛、倦怠、乏力、体重减轻、脾大等。多数肝脏肿大，腹壁静脉曲张、踝部水肿、肝掌、蜘蛛痣、出血等时有发生。有时可有贫血。一旦出现腹水、黄疸、肝性脑病、食管静脉曲张出血等则提示已进入肝功能失代偿期。可表现为恶病质，不规则低热，口角炎、多发性神经根炎、头痛、失眠等。后期可出现上消化道出血、肝性脑病、继发感染、腹水、癌变即甲胎蛋白升高等并发症。

四、肝硬化的临床表现

肝硬化起病缓慢，常隐伏 3～5 年，甚至数十年才出现症状，并有缓慢加重趋势。西医只有减慢发展的能力，而无治愈的能力。最后只能肝移植。就算进行了肝移植，很多肝移植的患者还是因各种并发症而死亡。肝炎病史、饮酒史、毒物接触史、以往疾病和药物治疗史、家族史等皆可为病因诊断提供重要线索。常见症状有纳差、上腹痛、倦怠、乏力、体重减轻等。多数肝脏肿大，左叶往往更明显，晚期可缩小，中等硬度，少有压痛。常有脾脏中度增大，偶有巨脾。腹壁静脉曲张、踝部水肿在病程中出现。肝掌、蜘蛛痣、男性乳房发育、睾丸萎缩、鼻衄、牙龈出血、皮肤出血点等时有发生。有时可有贫血。目前，仍将肝硬化的临床表现分为肝功能代偿与失代偿期。一旦出现腹水、黄疸、肝性脑病、食管静脉曲张出血等则提示已进入肝功能失代偿期。

肝硬化代偿期症状轻微，常见的症状有乏力、食欲不振、口干、恶心、厌油、嗳气、腹胀等非特异性消化道症状，显著时才出现呕吐、腹部隐痛、腹泻等。乏力、腹胀、食欲不振出现得较早且较突出。症状多呈间歇性，因劳累或伴发其他疾病而诱发，经休息或治疗可缓解。营养状况一般无异常，肝脏轻度肿大、表面光滑、质地偏硬、无或有压痛并有甲胎蛋白升高的情况出现，脾脏可呈轻或中度肿大。部分代偿期肝硬化可始终保持肝功能代偿状态。

肝硬化失代偿期主要有肝细胞功能减退和门静脉高压两大类临床表现。

（一）肝细胞功能减退

1. 全身症状

一般情况与营养状况较差，可有不同程度的疲倦、乏力、消瘦，严重时患者形体憔悴、皮肤干枯粗糙、皮下脂肪消失，呈现恶病质样的表现，可有不规则低热，口角炎、夜盲、肝眼病、多发性神经根炎、头痛、失眠等。这些症状用西医的方法是很难治愈的。目前，使用野生药用真菌很快就会改善与治愈，一般 1 个月就会见到效果。

2. 消化系统症状

常见的有显著食欲不振、恶心、厌食、上腹不适、腹胀、腹泻等。这些症状用西药只能临时缓解，而不可能治愈。而使用野生药用真菌组方几天时间就可以改善，很快就可以治愈。

3. 血液系统

由于凝血因子合成减少及血小板减少，常出现皮肤黏膜出血，重者可出现 DIC 等。脾功能亢进或免疫因素可导致溶血性贫血、白细胞或血小板减少等。这些症状用西药的方法只能临时缓解，而不可能治愈。而使用野生药用真菌组方，1～2 个月就可见效，2～3 个月就可以治愈。

4. 内分泌系统

男性肝硬化患者常有性欲减退，睾丸萎缩、毛发脱落、乳房肿大、精液减少等。女性肝硬化患者常有月经不调、闭经、痛经、不孕等。这可能与肝硬化患者雌激素分泌增多、雄激素分泌减少有关。患者面、颈、上胸、肩背和上肢等上腔静脉引流区域，出现蜘蛛痣和（或）毛细血管扩张；在手掌大鱼际、小鱼际和指端腹侧部位有红斑，称为肝掌。以上这些症状用西医的方法很难见效。而使用野生药用真菌组方 1～6 个月一般都可治愈。肝功能减退时，肾上腺皮质激素分泌减少，在面部、颈部及其他暴露部位出现皮肤黏膜色素沉着。肝对醛固酮及抗利尿激素功能作用减弱，导致继发性醛固酮和抗利尿激素增多，导致水钠潴留。糖代谢紊乱，出现肝源性糖尿病。使用野生药用真菌组方 1～2 个月就可以见效。

5. 神经系统

常见为肝性脑病，可分为急性发作型及慢性型，前者为可逆型。一般使用野生药用真菌组方 1 个月就可见效。

（二）门静脉高压症

门静脉系统阻力增加和门静脉血流量增多导致门静脉高压。脾大、腹水、侧支循环的建立和开放是其典型的三大临床表现，尤其是侧支循环的建立和开放，对诊断有特征性意义。

1. 脾大与脾亢

脾脏因充血而肿大，多为轻、中度肿大，重者可达脐下。脾脏两极的长度每年约增加 2cm，约 1% 的肝硬化患者可始终无脾大。有上消化道出血时，脾脏可暂时缩小，并发脾周围炎及脾梗死时可引起左上腹疼痛。西医只能等着它长大后切除脾脏，而我们可以用药用真菌组方去逐步缩小，达到正常值。

2. 腹水

是肝硬化最突出的临床表现，失代偿期约 75% 以上的患者有腹水。

因水钠潴留而引起，产生机制与下列因素有关：门静脉压力增高（超过300mmH₂O），低白蛋白血症，白蛋白低于30g/L），肝淋巴液生成过多（正常1～3L，此时7～11L），继发性醛固酮及抗利尿激素增多，有效循环血容量不足（交感神经兴奋性增强，前列腺素、心房钠尿肽及激肽降低）。大量腹水致腹部膨隆，呈现蛙腹，腹下垂。西医只能等腹水后用利尿药消腹水，绝大多数是越消越有，永远消不干净，而我们可以利用野生药用真菌组方在0.5～2个月内让腹水消除干净。

3. 侧支循环的建立和开放

临床上比较重要的侧支循环有3种。①食管下段和胃底静脉曲张，常因食管黏膜炎症，进食粗糙，刺激性食物或腹内压力突然增高而破裂出血，发生呕血、黑粪，严重时出现休克等症状。②腹壁和脐周静脉曲张，这些部位可见迂曲的静脉，以脐周为中心向上、下腹壁延伸，重者脐周呈水母头状。③痔核形成，门静脉系统的痔上静脉与下腔静脉系统的痔中、痔下静脉吻合扩张形成痔核，破裂时可引起便血。西医只能等出现症状时才能进行治疗，而我们可以利用野生药用真菌组方让症状消失于无形之中，使这些症状不发生。

4. 脐疝、腹疝

虽然可见于腹水形成之前，但大多出现于腹水之际或之后。有学者报道，腹水出现脐疝时，较无脐疝的同类患者预后差。对西医只有手术，而我们可以用药用真菌进行治疗。

5. 胸腔积液

部分肝硬化患者（5%）可出现胸腔积液，多数与腹水同时或之后出现，一般来说腹水伴有胸腔积液时，腹水常呈难治性。少数患者仅有胸腔积液而无腹水。对于胸水，用野生药用真菌组方就可以消下去。

肝脏的大小与病程、病因及病理变化均有关系，而且是综合作用的结果。在疾病早期，肝脏可触及或轻、中度肿大，这是由于肝细胞的肿胀、脂肪变性等所致，随着疾病的发展肝脏体积明显缩小。因此，肝脏肿大的肝硬化患者其预后较肝脏缩小患者好。但有胆汁淤积时肝脏常呈明显肿大，血吸虫病常有肝左叶肿大。触诊时肝脏质地坚实而硬，边缘规则、表面粗糙或有结节感。

五、肝硬化引起的并发症

（一）上消化道出血

上消化道出血为最常见的并发症，表现为大量呕血或黑粪，多因食管下段、胃底静脉曲张破裂出血，自动修复的机会少。部分出血原因为溃疡病、门静脉高压性胃病所致。一旦出现消化道出血，无腹水的患者可在短期内出现腹水，甚至诱发肝性脑病和肝肾综合征。

（二）免疫功能低下

肝硬化患者因抵抗力及免疫功能低下，表现为并发多种细菌感染如肺炎、胆系感染、泌尿系感染、胃肠感染、结核性腹膜炎、革兰阴性杆菌败血症和自发性腹膜炎等。有 4%～12% 的肝硬化患者可发生自发性腹膜炎，如合并腹水则发生率高达 21.5%，致病菌主要是革兰阴性杆菌，大多数为大肠埃希菌、副大肠埃希菌等肠道细菌，绝大多数为单细菌感染，提示细菌自肠腔迁移至腹腔仅是自发性腹膜炎的可能原因之一，更多的患者是血源性感染。可以使用西医与野生药用真菌组方合作治疗，一般半个月就可见到明显的疗效。

（三）肝肾综合征失代偿期

肝肾综合征失代偿期出现大量腹水时，有效血容量不足和肾内血液重分布等因素，导致肾皮质血流量和肾小球滤过率持续降低而发生肝肾综合征（功能性，肾衰竭）。特征是自发性少尿或无尿、氮质血症、稀释性低钠血症和低尿钠，但肾无重要的病理改变。可以使用西医与野生药用真菌组方合作治疗，一般几天就可见到较明显的疗效。

（四）肝性脑病肝硬化失代偿期

肝功能严重破坏，如进食高蛋白食物、便秘、合并感染、放腹水不当、大量使用排钾利尿药和镇静催眠药、上消化道出血等，可使血氨和代谢产物浓度急剧增高而诱发肝性脑病。突出表现为慢性复发性木僵和昏迷，并逐渐加剧，最终死亡。可以使用西医与野生药用真菌组方合作进行治疗，一般1个月就可有明显的疗效。

（五）原发性肝癌

除胆汁性及心源性肝硬化外，其他类型的肝硬化易导致原发性肝癌。原发性肝癌多在大结节性或大、小混合性肝硬化基础上发生。如患者短期内出现肝迅速增大、持续性肝区疼痛、肝表面发现肿块或腹水呈血性等，应怀疑并发原发性肝癌。使用西医与野生药用真菌组方一起来进行治疗，则患者就增加了治愈的可能。

门静脉系统血栓形成肝硬化患者因脾脏手术、门静脉系统手术、腹腔感染可引起急性门静脉血栓形成，严重者可引起肠系膜血栓形成，迅速出现腹水、腹痛、充血性脾大。可以使用野生药用真菌组方进行治疗，一般1个月就可看到明显的变化。

（六）电解质紊乱

肝硬化患者常有电解质紊乱，出现腹水或其他并发症后这种改变更为明显，尤其以低钠、低钾、低氯血症为主。可导致代谢性碱中毒，并诱发肝性脑病。使用野生药用真菌组方进行治疗，一般1个月就可见到明显的好转。

第6章
乙肝、肝硬化在中国的治疗历史

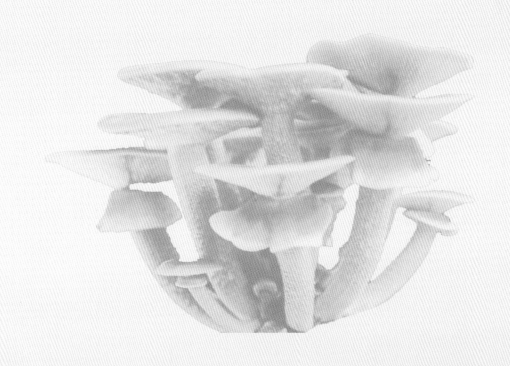

一、单一中药治疗历史

从 20 世纪 70 年代，我国发现乙肝就开始了寻找治疗乙肝、肝硬化的中药。最先找到的能治疗乙肝的中药是云芝，后来发现了树舌、槐耳等中药。其中云芝、树舌还因此进入了国家药典和卫生部药品标准。

二、组方中药治疗历史

从 20 世纪 70 年代，我国发现乙肝后，中医医生想出了一个又一个组方治疗乙肝、肝硬化。确实对乙肝有一定疗效。部分患者的转氨酶下降，个别患者的表面抗原和 e 抗原转阴，肝腹水下降。但效果不稳定，对肝纤维化（肝硬化）和脾大的治疗效果不十分满意。治疗效果因中医医生的个人水平差异也比较大。

三、现代西药的治疗历史

（一）乙肝病毒的发现

由于一个叫 Blumberg 的美国人在 20 世纪 70 年代发现了澳大利亚抗原，乙肝的认识才突飞猛进，才发现导致乙肝的罪魁祸首是"乙肝病毒"（hepatitis B virus，HBV）。认识到抗病毒治疗是一种治疗乙肝的重要方法。Blumberg 因此还获得了诺贝尔生理学或医学奖。

（二）乙肝治疗的探索期

乙肝治疗早期是通过多种办法清除病毒，包括恢复期患者血清、疫苗、免疫制剂、细胞疗法等。尤其是细胞过继免疫治疗非常时髦，例如流行胎儿肝细胞输注（类似现在广告的干细胞移植），淋巴细胞回输（类似现在广告的细胞疗法），后来发展到"促肝细胞生长因子"治疗；最为流行的是乙肝疫苗联合猪苓多糖治疗乙肝，能使大三阳转为小三阳，全国都用，就像现在的"流行歌曲"一样。但是结果随着时间推移，这些方法都有待进一步探索。

（三）乙肝治疗突破期

1. 干扰素应用

20世纪50～60年代以来，对干扰素认识深入，逐渐发现干扰素的抗病毒效果，但是早期对于干扰素的应用也是一个摸索的过程。20世纪90年代后才逐渐对干扰素的剂量、疗程进行探索，进入21世纪才逐渐规范化，即剂量300万～500万单位，隔日一次，疗程4～6个月，必要时可延长至9～12个月。

2. 口服核苷类药物应用

随着艾滋病的研究深入，为乙肝治疗也带来了契机。第一个治疗乙肝的口服药物原本就是治疗艾滋病的药物，它就是拉米夫定（贺普丁）。当时人们对于拉米夫定给予厚望，认为拉米夫定能够快速降低病毒，给乙肝的根治带来了可能，因为此药服用基本未发现太多的不良反应。但随着服药时间延长，耐药性逐渐被发现，直到后来的新药包括阿德福韦，替比福定，恩替卡韦，替诺福韦等上市，人们逐渐认识到乙肝目前很难根治。

（四）乙肝治疗的困惑期

随着研究深入，发现乙肝治疗与艾滋病相似，短时间内是不可能根治的。因为到目前为止，没有药物和免疫因子可以对乙肝病毒复制中间体——cccDNA 有任何作用，同时对于整合到人类染色体的乙肝病毒也是束手无策，造成目前乙肝治疗没有出现重大突破。这无奈的结局却给广告带来了无限生机，这也真叫人哭笑不得。对于肝纤维化就更不要说有治疗的方法了，只能等病情发展到晚期，用利尿药利尿，用手术对脾大进行切除和肝移植或者看着患者死亡。对于肝纤维化伴甲胎蛋白升高更是一点办法都没有，只能看着患者发展成肝癌。

（五）乙肝治疗的希望期

乙肝治疗最终控制可能需要乙肝疫苗长期推广，降低发病率。随着基因治疗的研究进展和乙肝病毒认识深入，新的药物可能会出现，尤其是艾滋病研究也会对乙肝治疗提供借鉴，也许在最近20～30年内乙肝治疗会有大的突破。但是，目前西医对肝硬化依然没有任何好的治疗办法，只能看着患者到失代偿期后进行一定的对症治疗。

四、野生药用真菌治疗历史

当我看到西医与中医在治疗乙肝、肝硬化方面存在问题的时候，我就一直在想，什么药材是无毒的，对乙肝、肝硬化有效的，肝病的发病原因与规律是什么。一直想了很多年，总结前辈的经验，推陈出新才是好办法。云芝、树舌是治疗乙肝、肝硬化的法定药材，我身边就采集了很多，开始我就给我身边的朋友用，效果还行。云芝、树舌是我国60年代的好药，在治疗乙肝方面取得了一定的成绩。但因为我国是一个肝病高发国家，很快在我国的东北地区就有50多个厂家生产云芝片、树舌组方片等产品。很快野生资源就从森林中采集光了。后来人们又搞人工发酵。目前医院销售的云芝片、树舌都是人工发酵的。产量是上来了，但临床疗效严重下降了。直到我在20世纪90年代到原始森林中重新采集到大量的云芝、树舌的时候，很多人包括医生（医院）也忘记了我国还有野生云芝、树舌。大家要知道，当一个物种，只要人们不去采集，几年、十几年后它就又恢复了。我当时就想，肝纤维化（肝硬化）异常复杂，要想治好它光靠原始森林中的野生云芝、树舌肯定是不够的。还必须找到能治疗肝纤维化（肝硬化）的药材，调节免疫力的药材，恢复免疫基因的药材。于是，我又走进森林，找到了野生灵芝。大家可能很熟悉灵芝，但人们只熟悉基本不起作用的人工灵芝和灵芝孢子粉（油），对野生的灵芝基本不了解。野生的灵芝在提高免疫力方面效果是非常不错的，同时对肝纤维化（肝硬化）也有很好的帮助；除此以外，野生的桑黄更是抗肝病的绝药，在我国历史文献中就提到了桑黄的巨大医疗作用，是抗肝纤维化（肝硬化）的主力军。桑黄的野生子实体提取物在日本、韩国是天价，每克数千元。我们的乙肝、各种肝病、肝硬化说到底还是跟免疫力有很大关系，他们的免疫基因出现了问题。我从实践中不断地去总结，逐步摸索出肝纤维化、脾大添加什么药材可以解决？甲胎蛋白高怎样去解决？肝腹水怎么去解决？最后，一些复杂的肝硬化患者就需要十多种野生药用真菌共同作用才能解决问题。从我第一次申请乙肝、肝硬化发明专利开始，到一共申请了7项发明专利，我就知道它的实际效果超出了人们的想象。但当我把我这十多年研究肝硬化治疗思路告诉大家的时候，也许大家就知道，这并不复杂，很多人可能会说我为什么没有想到。其实，要捅破这张纸，有时是要背负很大压力的。

第7章
弥漫性肝损伤（肝纤维化）的治疗

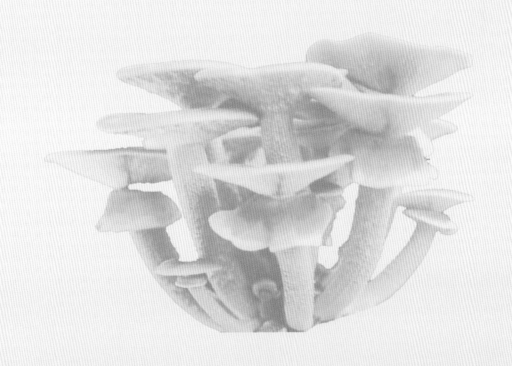

一、什么是肝纤维化或弥漫性肝损伤

对于乙肝、丙肝而言，肝纤维化可划分为轻度、中度、重度、肝硬化4级，弥漫性肝损伤是指肝纤维化的轻度、中度、重度3期，这也是治疗的重要、关键时期。肝纤维化是慢性肝炎长期发展的结果。肝脏在慢性炎症的影响下肝细胞坏死、纤维组织增生，肝小叶结构也发生了改变。历经数年的病程之后，可以出现不同程度的肝纤维化。

如果能在肝炎的早期进行合理治疗，可以阻断或延缓其向肝纤维化的发展，在轻、中度时期进行合理治疗，完全有可能逆转肝纤维化。但是，由于肝纤维化的问题未受到应有的重视，许多肝炎患者得不到合理治疗，最后的结果就是许多患者的病情不断发展，演变成肝硬化、肝癌。成功治愈弥漫性肝损伤，这应该是所有医生、患者的共同希望。因此，作为一个药用真菌的研究者，同样有责任找到弥漫性肝损伤的病因与治疗方案。

二、肝脏受损的后果

2012年1月份，有一位在医院检查为弥漫性肝损伤的患者来研究院。作者让医生给他开了1个月的药用真菌组方，里面有促进糖代谢、促进胆汁生成和排泄、促进凝血作用、促进排毒作用、促进免疫作用的相应成分，使他调节好机体各个功能。经过1个月的治疗，到北京佑安医院检查，发现肝纤维化开始产生逆转了，他本人有点不信，又连续问医生，是真的吗？医生很肯定的回答他后，他才相信。因为他多年前得乙肝就开始治疗，一直没有什么效果，一般人对肝脏受损的后果不了解，但这个患者是比较了解的，作者告诉他，认真服用半年以上，你的肝纤维化就会好转或治愈。

肝脏是人体的一个巨大化工厂，吃进去的营养物质，消化吸收后运送至肝脏，肝脏可以把它们加工成人体所需的物质，通过血管运送至全身。同时，肝脏还处理机体不需要的代谢产物，对毒性物质进行解毒，最后经肾脏排出体外。具体来说，肝脏有以下 6 大功能。

（一）代谢功能

1. 糖代谢

肝脏能够将消化吸收的葡萄糖合成为肝糖原，贮存起来，当机体需要时（如饥饿时），肝细胞就将肝糖原分解为葡萄糖供机体利用。

2. 蛋白质代谢

肝脏是人体蛋白质的唯一合成器，即参与氨基酸代谢，对人体所吸收的氨基酸进行加工，合成人体需要的蛋白质。

3. 脂肪代谢

参加脂肪的合成、分解、氧化过程，合成胆固醇与磷脂，并在肝脏内进行脂蛋白合成和运输。

4. 维生素代谢

维生素 A、B、C、D 和 K 的合成与储存，均与肝脏密切相关。

5. 激素代谢

肝脏参与人体激素的灭活。在正常情况下，各种激素的生成与灭活，处于相对平衡的状态之中，当肝脏处于弥漫性肝损伤的时候，整个代谢就会出现紊乱。例如：由于弥漫性肝损伤，肝脏对激素的灭活功能降低，而使某些激素在体内堆积，引起体内代谢紊乱。醛固酮、抗利尿激素等一旦在体内堆积，就会引起水钠潴留，严重肝病时出现的水肿或腹水，就与上述两种激素失调有关。体内雌激素过多时，女性可见月经失调，男性可致乳房发育、阳痿和睾丸萎缩。肝病患者出现"肝掌"和"蜘蛛痣"，也是因为雌激素分泌过多，使小动脉扩张所致。

（二）胆汁的生成和排泄

胆红素的摄取、结合和排泄，胆汁酸的生成和排泄，都是由肝脏来完成的。由肝细胞制造、分泌的胆汁，经肝内胆管输送到胆囊，在胆囊浓缩后，排放到小肠，促进脂肪的消化和吸收。当肝功能不正常时，胆红素排泄障碍，会出现皮肤、巩膜黄染，尿液颜色发黄，也就是人们常说的黄疸。

（三）解毒作用

肝脏是人体最大的解毒器官，人体代谢过程中所产生的有毒废物，以及外来的毒物、毒素，药物的代谢、分解产物，均在肝脏解毒。一旦肝脏广泛的受损，其解毒能力必然大幅下降，造成毒物、毒素、药物在体内不断的堆积，对人体造成极大的伤害。

（四）免疫功能

肝脏是人体最大的网状内皮细胞系统，能通过吞噬、隔离，清除入侵的细菌、病毒以及各种抗原物质。人体具有完善的免疫系统，就像拥有了抵御各种疾病的盾牌。而肝纤维化使得人体免疫功能出现了问题，抵御各种疾病的盾牌出现了漏洞。

（五）凝血功能

几乎所有凝血因子都是由肝脏制造的。因此，肝脏在人体凝血和抗凝两个系统的动态平衡中，有重要的调节作用。肝功能受损严重时，患者会有出血的倾向，表现为牙龈、黏膜、皮肤等部位有出血点或渗血。

（六）其他

肝脏参与人体血容量的调节，能量的平衡，以及水、电解质的调节。肝脏损害时，可出现水钠潴留，引起水肿、腹水等症状。

正是因为肝脏具有如此多的重要功能，严重的肝维化患者不仅会出现肝区胀痛等不适症状，还会出现不同程度的食欲减退、乏力、消化不良、免疫力下降、出血、内分泌失调等全身症状。那么，对于肝纤维化的患者，究竟应该怎样去治疗，才能获得比较好的效果呢？对于这个问题，相信全世界的医生及肝病患者都想知道答案。

三、野生真菌配伍治疗肝纤维化效果好

因为是肝脏疾病，在用药方面有严格的要求。一个首要的条件是无毒，还要能促进肝脏的再生，阻止肝纤维化，改变人体代谢紊乱的状况，消除胆红素排泄障碍，排除肝脏所积蓄的毒素，并能恢复凝血因子的功能以及调节血容量的平衡。而对于肝炎患者，还应该恢复并增强患者的免疫力。因为只有人体的免疫系统达到完美的平衡，才能把病毒赶出人体细胞，不然，任何药物都很难杀死病毒。要想把病毒赶出人体细胞，野生的药用真菌是最好的利器。因为我们的细胞会把病毒包裹起来，从而使我们的免疫因子没办法杀灭病毒，只有把病毒赶出细胞，才能杀死病毒。按组合配伍的观点，要针对以上提出的条件找齐这些药材，肝纤维化才有治愈的可能。如野生蕈菌，这大概就是肝纤维化患者治疗效果最佳的一个原因。

（一）云芝（图 7-1）

本书作者于 30 年前走进原始森林找到了云芝，并翻阅了国内外的文献资料，了解到这是一个可以治疗乙肝、肝硬化、肝癌的药材。云芝经科研人员在实验室分离，得到了云芝多糖、生物碱、有机酸、内酯、甾醇、三萜及氰苷等成分。研究发现，云芝多糖可降低血清中谷丙转氨酶活性，

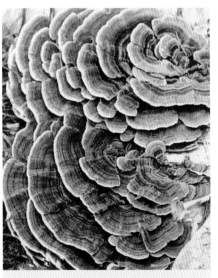

▲ 图 7-1　云芝（*Coriolus versicolor*）

减少肝细胞的变性和坏死，恢复肝细胞功能，增加肝糖原、丙种球蛋白的含量，以及促进肝细胞的再生（参考《药用真菌》）。云芝胞内多糖和胞外多糖，均能明显增强小鼠网状内皮系统的吞噬功能，并使荷瘤或注射免疫抑制剂引起的免疫功能低下状态，得以恢复及至更健全。云芝多糖还能诱导机体内白细胞合成 α- 干扰素和 γ- 干扰素以及白细胞介素 -2，体内、体外给药均能提高腺淋巴细胞对氚 – 胸腺嘧啶核苷（$^3H–TdR$）的摄取量，增强机体抗肿瘤作用（参考《药用真菌》）。

云芝的分布也很广，云芝属的真菌在我国有二十多个品种。其中，各种云芝的疗效是不一样的，以云芝属的云芝为上品。本书作者曾用几种不同的云芝做过临床研究，发现白边黑云芝的作用较好。我国曾于七十年代大量使用云芝治疗肝脏疾病，效果却一般。主要原因是通过固体发酵培养的菌丝体提取多糖，基本不含生物碱、有机酸、三萜、内酯、甾醇等物质，成分单一。对于肝炎、肝纤维化、肝硬化有一定的作用，但是效果一般，可能只是比其他治肝药材效果略好一点儿，但要想阻止肝纤维化还有一段不小的距离。当时生产的主要产品有：云芝肝肽、云芝多糖、云芝胶囊等。当在原始森林中采到云芝，并把它们拿来做临床试验的时候，发现野生云芝的效果比云芝多糖的效果好。但是，用野生的云芝治疗肝纤维化，想使肝纤维化过程产生逆转还是很难的。怎么办呢？当时，本书作者又走进原始森林，寻找到另外两种有效治疗肝纤维化的药材，那就是树舌（及南方树舌）和赤芝。

（二）树舌（图 7–2）和赤芝

我们先来看一看专家对树舌和赤芝治疗肝脏疾病的效果是怎么说的：树舌分布于全国各地，多年生，无柄、木质，生于多种阔叶林中的腐木上。野生树舌含麦角甾醇、有机酸、甘露糖、氨基葡萄糖、多糖类、脂肪酸、氨基酸、多肽、腺嘌呤、腺苷、尿嘧啶、内酯、香豆精、三萜类以及多种酶类、多种微量元素，其中，锗含量高达 12 380ppm，

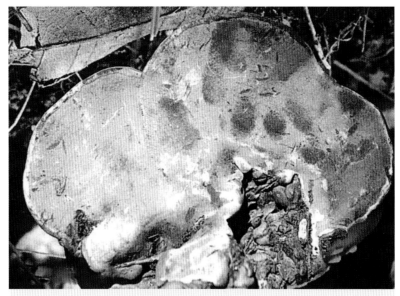

▲ 图 7-2　树舌灵芝（Ganoderma applanatum）

硒含量也很高（参考《中国食用菌》）。树舌提取物含有丰富的活性成分，为它治疗肝纤维化打下了坚实的基础，特别是对肝脏的护肝解毒作用。在实验研究中，能减轻小鼠四氯化碳中毒性肝损伤，降低由四氯化碳引起的血清转氨酶水平，以及刺激切除肝脏小鼠的肝再生，增强对洋地黄毒苷所具毒性的抵抗力，对于抗小鼠肝坏死和肝炎有显著效果。在临床试验中，树舌的甲肝、乙肝治愈率均显著高于灵芝。同时，野生树舌对蛋白质、核酸的合成具有增强作用。树舌多糖可增加实验鼠血清、肝脏和骨髓蛋白质的合成，亦增加标记尿苷同肝脏 RNA 的结合，能增加骨髓 B 细胞的 RNA 和 DNA 形成（参考《中国食用菌》）。

野生树舌对于机体的免疫调节也有良好的作用，能增强小鼠网状内皮系统的功能，其多糖成分能发挥出对蛋白抗原延迟敏感性诱发作用的增强效果，并扩大免疫球蛋白 G（IBG）抗体响应的 T 细胞储存量。体外试验可协同伴刀豆凝集素 A（ConA）激活 T 淋巴细胞的增殖效应，诱导辅助性 T 细胞（T_H）产生淋巴因子（白细胞介素 -2）、γ- 干扰素，还可直接刺激小鼠腹腔 M 分泌白细胞介素 -1 样活性物质，而在体内亦可增强 ConA 诱导下的淋巴细胞增强效应、γ– 干扰素的产生和机体对羊红细胞（SRBC）初次应答能力（参考《中国食用菌》）。

树舌对肝脏疾病的治疗效果非常好，树舌中的有机酸 7β, 15α– 二羟 –23– 酮 – 灵芝酸 R 和 S 有强烈的抗毒作用，对于抗肝坏死和肝炎有着显著效果。有一项临床研究，应用树舌制剂治疗甲肝患者 11 例，治愈率为 100%。治疗乙肝患者 7 例，经过 3 个月的治疗，治愈率为 85.7%（参考《菌物研究》）。作者从原始森林中找到的是树舌和南方树舌两个品种，经过这 10 多年的临床应用，发现南方树舌的效果好过树舌，只是在中国，树舌的产量要高很多，南方树舌的产量很小。本书作者用南方树舌来治疗肝纤维化，效果很好，部分肝纤维化产生了逆转。但使用树舌来治疗肝纤维化，就很少能使肝纤维化逆转。目前，国内医院中使用的树舌制剂，主要有组方树舌片、肝必复等产品，是通过发酵产生的菌丝体提取物制成的，用于临床治疗肝纤维化，基本上是很难治愈的。

从原始森林中找到的野生灵芝（赤芝），对于肝脏疾病的效果如何呢？野生灵芝又称仙草，子实体多年生，有柄、木栓质，主要生长于阔叶林中的腐木上，全国大部分地区都有分布。野生灵芝含有多糖类、灵芝酸、三萜类化合物、核苷类化合物、甾醇类化合物、生物碱、呋喃类衍生物、氨基酸及多肽、微量元素、维生素等多种活性物质，堪称一个大的治疗、保健有效物仓库（参考《灵芝研究专题讨论会论文摘要集》）。经研究，野生灵芝对肝脏疾病有如下作用：野生灵芝水提物能降低四氯化碳引起的肝功能损害，降低血清谷丙转氨酶，减轻肝小叶炎症细胞浸润，促进肝细胞再生。对四氯化碳引起的三酰甘油蓄积，也有明显降低作用，并能减轻乙硫氨酸引起的脂肪肝，减少小鼠因大剂量洋地黄毒苷和吲哚美辛中毒所致的死亡，提高小鼠肝脏解毒能力，促进部分切除肝脏小鼠的肝脏再生。已知灵芝甾酮和 7β, 15α– 二羟 –23– 酮 – 灵芝酸是作用于肝脏的有效成分，对半乳糖胺引起的鼠肝细胞损伤有强烈的抗毒作用（参考《药学通报》）。

灵芝对于人体内分泌和代谢也有显著的影响，能促进蛋白质、核酸的合成（参考《中国药理通讯》）。同时，实验显示，灵芝对免疫系统具有明显的调节作用。为什么几千年前把灵芝称为仙草？这是因为灵芝具有显著的免疫调节作用。灵芝的热水提取物及灵芝多糖能促进淋巴细胞增殖，提高巨噬细胞、自然杀伤（NK）细胞、T细胞的吞噬活力及对病菌的杀伤力。灵芝多糖能促进伴刀豆凝集素A（ConA）诱导小鼠脾淋巴细胞的增殖效应，促进同种异型抗原刺激的淋巴细胞转化作用，可显著增加小鼠脾细胞在ConA存在的条件下白细胞介素-2（IL-2）产生。表明灵芝同时具有增强体细胞免疫和促进免疫细胞因子产生的功效（参考《中国免疫学杂志》）。

（三）配合使用

由于灵芝、树舌、赤芝这3种药用真菌对于肝脏、免疫系统及人体其他系统的有效作用，我们就从原始森林中采集这3种药用真菌，把这3种真菌配合起来使用。以前国内各家医院都是单独使用这些真菌，本书作者则配合使用。首先，从原始森林中找到的是野生资源；其次，这种配合也同中医药理论的指导分不开。本文作者将这3种真菌适量配合后，开始了临床应用。

开始是作者的几个肝纤维化的朋友要求治疗，使用半年以后，轻、中度的肝纤维化患者都产生了逆转，重度患者则症状减轻，开始变为中度。乙肝大三阳患者得到治愈或变为小三阳。重度脂肪肝的患者也变为轻度或中度。可以说，云芝、树舌、赤芝的配合使用，取得了医学上的突破，现在达到了以前不可能有的治疗效果。于是，本书作者向国家知识产权局申请了几项发明专利，具体如下。

- 一种治疗乙肝、肝硬化的中药（发明专利申请号：200410100945.7，发明人：陈康林）。
- 一种治疗肝病的中药（发明专利申请号：200410100950.8，发明人：

陈康林）。

- 一种治疗肝硬化的中药（发明专利申请号：200610164304.7，发明人：陈康林）。

- 一种治疗乙肝的中药（发明专利申请号：200610164305.1，发明人：陈康林）。

- 一种治疗肝腹水的中药（发明专利申请号：200610171361.8，发明人：陈康林）。

- 一种治疗急性肝炎及慢性肝炎的中药（发明专利申请号：200610164310.2，发明人：陈康林）。

以上几种发明专利对具体的肝脏病变都有比较显著的疗效。但是，要彻底让肝病不再发展，且产生逆转，还是有不小的困难。怎样才能治愈肝纤维化、肝硬化，让肝癌减少，也让肝硬化患者停止肝脏纤维化的进一步发展，还要让受到肝硬化侵害的肝脏再生？要达到这几项要求，仅靠以上的发明专利是办不到的。

（四）桑黄（图7-3）

在好长的一段时间里，本书作者日思夜想的都是肝纤维化、肝硬化。要找到治疗肝纤维化、肝硬化更好的药，只能再次走进原始森林。于是，本书作者又进入到原始森林中，搜寻北方、南方、热带区域、国外的原始森林。终于在我国的甘肃找到了桑黄，关于桑黄，民间的说法是桑黄是肝硬化、肝癌的"绝药"，尤其对肝硬化有显著的疗效。桑黄是一种古老的药用真菌，因寄生于桑树而得名，子实体无柄，分布于我国的东北、华北、西北地区，以及四川、云南等省。对于我国的桑黄，日本和韩国20几年前就开始收购，今天我国的野生桑黄已经很少了。本书作者于10年前从甘肃收集到了几吨桑黄，又从另外的省份找到了一些桑黄。桑黄的野生子实体中落叶松覃酸约有4%（菌丝体不含落叶松覃酸、麦角甾醇多糖、三萜、芳香酸、脂肪酸和多种酶类），其子实体

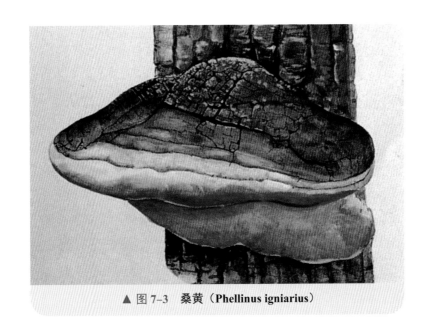

▲ 图7-3 桑黄 (Phellinus igniarius)

还含有异常丰富的天然氨基酸、维生素与矿物质等成分，能促进肝脏的新陈代谢，抗肝纤维化，促使干细胞的再生，治疗肝腹水，防治慢性肝炎、肝硬化、肝癌等。

第二军医大学张万国等人，对桑黄抗纤维化的作用进行了实验研究，采用四氯化碳诱导大鼠肝纤维化，观察桑黄对大鼠血清酶谱、蛋白水平、透明质酸、层黏蛋白含量的影响。透明质酸、层黏蛋白是构成胶原的成分。结果发现：桑黄能显著降低肝纤维化大鼠血清氨基酸转移酶的水平和血清胶原成分的含量。并且病理组织观察显示，桑黄对肝细胞有明显的保护作用，同时抑制纤维组织增生，阻止肝纤维化的形成与发展。研究人员还进一步研究了桑黄调节细胞因子及抗纤维化的作用，在体外培养人外周血单核细胞，考察桑黄对其产生γ-干扰素的增强作用。结果桑黄能显著提高血清γ-干扰素水平，并且呈浓度依赖性。因此，可以说桑黄具有明显的抗纤维化作用，而诱导γ-干扰素的生成是其作用机制之一（参考《食用菌》）。

桑黄在调节免疫力方面也表现出较好的效果，Hwam-Mook Kim等用桑黄的菌丝体胞外多糖（ERS）进行免疫学实验，发现胞外多糖不仅能够促使 T 细胞增殖，而且对不同类别抗原的 T 细胞也有增殖作用，并且毒性 T 淋巴细胞的毒性在加桑黄胞外多糖后大大增强。Yun–Hee Shon 等发现桑黄提取物可以诱导相 Ⅱ 解毒酶包括增强苯醌氧化还原酶（QR）和谷胱甘肽 –S 转移酶（GST）的活性，并且提高了谷胱甘肽的水平（参考《中国食用菌》）。

（五）进一步组方

本书作者以桑黄配合云芝、树舌、赤芝，用这四种真菌形成的一个组方，给肝纤维化、肝硬化患者使用之后，效果又比仅使用云芝、树舌、赤芝好了很多，特别是一些重度肝纤维化的患者也产生了逆转，一些肝硬化失代偿期的患者较快好转。但是，还是有些不尽人意，可以这样说，100 公里的路程，已经走完了 99 公里，还剩 1 公里没有走完。是就此打住还是继续走完这一公里？我们通过多年的努力，总算找到了治疗肝纤维化的方法。但是，不管是肝纤维化、还是肝硬化，最主要的问题还是人体免疫功能的失调和病毒的扩张，由此引起致病因素作用于肝脏，造成损害，并逐步使肝脏纤维化，肝纤维化后又会进一步加重免疫功能的问题。是的，我们还需要找到能修复并重建免疫系统的药材，杀灭病毒的药材，阻止肝纤维化的药材，要找到这样的药材谈何容易，也只有找到这样的药材，组方才是完整的。

四、治疗肝纤维化临床实践

从这些研究中，我们可以看到 5 种真菌对免疫性疾病的治疗作用，同时，我们应该知道，不管是肝纤维化，还是最后发展成的肝硬化，都和免疫问题分不开。于是，本书作者找来云芝、树舌、赤芝、桑黄等 5 种真菌，配成一个真菌组方，给肝硬化患者使用。

最先使用的一位患者是北京铁路总医院（现在的世纪坛医院）的一

名护士。当时，这位护士已经 45 岁了，患上了肝硬化，因病办了内退，身体很差，10 斤（5kg）水都提不动，她自己和她家人都说，恐怕活不过 50 岁。同时，这名患者的儿子也得了乙肝，在佑安医院住院、吃药，但转氨酶还在逐渐升高，这时已经超过 800U/L。家属找到本书作者，希望用野生药用真菌治疗肝硬化和乙肝。那时，就是将 5 种药用真菌按照一定比例形成组方，给母亲吃，也给儿子吃，一副药煎 5 次，母亲吃前 2 次的煎汁，儿子吃后 3 次的煎汁。服用 1 个月后，奇迹出现了，母亲精神越来越好，乏力现象基本没有了，肝硬化的各种症状好了一大半，儿子的转氨酶降到了 50U/L 以下，终于使家里人放下心来。继续服用真菌组方，病情也进一步好转，儿子的转氨酶降下来以后，表面抗原也转阴了，现在母亲的肝硬化也痊愈了。孩子后来找了一名护士结婚，邀作者参加婚礼，同孩子的父母坐在一起。这一家人认为，这副药救了他们家两代人。

当然，这次治疗的成功只是一个开始，这个组方的药效远远超过了前面所列举的发明专利。本书作者发现，用这个方子，可以治疗多种类型的肝纤维化和肝硬化患者，开了治愈肝纤维化、肝硬化的先河。

五、真菌组方治疗的体会

肝纤维化、肝硬化的发病原因与病情是非常复杂的，要用一种药物来治愈肝纤维化和肝硬化，基本上是不可能实现的。作者认为，这就是近几十年来，医药学界在肝纤维化、肝硬化的治疗方面没有重大突破的根源。那么，为什么 5 种药用真菌配合在一起，就能对肝纤维化、肝硬化产生巨大的作用呢？

用云芝、树舌、赤芝、桑黄等 5 种野生药用真菌相配合，其实就是 5 大原生物质系统，组合成一个巨大的有机分子库、维生素库、微量元素库、有效成分库。形成了抵抗肝纤维化、肝硬化的 4 道墙。第一道墙，这 5 种真菌都有抑制病毒的效果，用来治疗肝脏原有病症；第二道墙，患者身上原有免疫防护机制受损，真菌组方可用以恢复、调节、修复这道免疫的墙；第三道墙，以多种真菌的复合作用，使肝纤维化产生逆转的墙；第四道墙，促使肝坏死、肝纤维化的组织获得再生的一道墙。使用云芝、树舌、赤芝、桑黄等 5 种药用真菌，分别组成四道墙，最后合四为一，这才从真正意义上促进了肝纤维化问题的解决，同时，也促进了肝脏器官排毒问题的解决。

但是，当我们实际面对肝纤维化、肝硬化患者的时候，问题又更加复杂起来。因为许多病例在发生肝纤维化、肝硬化的同时，还伴有一些严重的并发症。可以这样说，90% 肝纤维化、肝硬化患者，还有肝脏之外的器官组织病变，如胃肠道的多种病变。肝硬化患者的症状也相当复杂，如食欲减退、厌油腻、饭后腹胀、消化不良、肝掌、腹泻、黄疸、蜘蛛痣等。这就需要更多的对症治疗的药用真菌。本书作者于 2009 年在北京国内最大的一家肝病医院 302 医院给医生们讲课，讲课的内容就是《药用真菌治肝病》，其中一个主题就是真菌组方治疗，当时就很受医生们的欢迎。其实，组方治疗是必需的。最近，国内有的中医医生想当然的认为药用真菌配中药效果更好，这是因为这些中医医生不了解现代科学，其实，药用真菌是属于真菌界的，同大家熟知的青霉素是同界的。而中医生所说的中药，基本上是植物，两者很难互补。当然，如今的社会，什么人都有，比如把灵芝孢子粉（油）、牛樟芝等吹上天的人有很多，其实，这些产品都是人工的，效果很差。

可以在野生药用真菌中，找到既对症又辨证的各种真菌，配合使用，使肝纤维化和肝硬化的患者有治愈的一天。例如一位肝纤维化患者又有消化不良、食欲减退症状，治疗组方是云芝、树舌、赤芝、桑黄、毛蜂窝菌等 7 种真菌；其中，既有治疗肝硬化的作用，又有增加食欲的作用，对于胃气痛、消化不良有较好的治愈作用。要想治好肝纤维化、肝硬化，那就需要根据患者的病情配以其他对症的野生药用真菌，一人一方，而不能一刀切。对于乙肝、丙肝的患者，其组方就相对简单一些。例如乙肝大三阳以云芝、树舌、赤芝为主，小三阳以树舌、赤芝为主，丙肝以云芝、树舌、桑黄、赤芝为主，这三种组方。

一般肝纤维化的患者，采用野生药用真菌组方治疗，一般一个月就可以见效，患者可自行到医院进行有关生化、超声及 CT 的检查。但如果想治愈及改善症状，至少要坚持半年乃至一年的治疗。

第 7 章 弥漫性肝损伤（肝纤维化）的治疗

第 8 章
肝硬化伴脾大的治疗

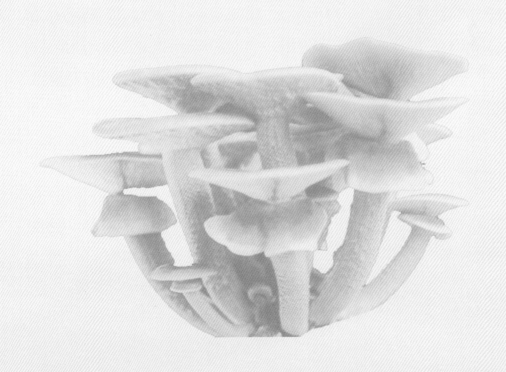

一、脾大带来的严重后果

肝纤维化、肝硬化的患者常常伴有脾大，据统计，重度肝纤维化、肝硬化的患者95%以上都会有脾大的症状。在弥漫性肝损伤或肝硬化的治疗中，常要面对治疗脾大的课题。怎样才能让肿大的脾脏缩小到正常？这应该是有脾大症状的患者极为关注的事情，当然，治好脾大也是医生们共同的心愿。

脾大以后，就会引起肝硬化门静脉高压症状，又进一步造成患者腹水。肝纤维化患者的脾脏肿大，程度多为轻、中度。部分重度患者触诊可达脐下，而长期的脾窦瘀血，使得脾内纤维组织增生和骨髓细胞（主要是单核—吞噬细胞系统）再生，这时脾脏破坏血细胞的功能增强。因此，患者在表现为脾脏肿大的同时，常有脾功能亢进，临床上常有白细胞、红细胞和血小板计数减少。此种减少可能是一系血细胞减少，也可能是多系血细胞同时减少，如白细胞和血小板同时减少，也可仅表现为红细胞减少。一般早期只有白细胞或血小板减少，病程进展到晚期，可发生全血细胞减少，并造成腹水等。而骨髓造血细胞随即相应增生，这种表现被形容为："脾脏肿大，血液空虚，骨髓饱满"。对于这种情况，就当今临床处理而言，只有切除脾脏后，血象才能恢复正常。但是，手术使脾脏残缺不全，即使非常成功，也会给患者带来终身遗憾。

怎样让患者不动手术就使脾脏恢复正常？怎样让患者不发生腹水？怎样让肿大的脾脏逐步缩小到正常值？怎样让肝纤维化产生逆转？这是所有肝纤维化伴有脾大的患者共同具有的热望，也是本书作者的愿望。但是，要做到这些谈何容易，目前，国内外还没有令人满意的临床报道。本书作者查找了很多文献，并进行了很多次临床试验，最后取得了满意的成果。一些伴脾大的患者，通过3～12个月的治疗，肿大的脾脏恢复到了正常值，在CT等影像学检查之下，弥漫性肝损伤也消失了。

二、找到了有效菌种

应该采用什么菌种来治疗呢？这当然是肝纤维化患者最为关心的。本书作者又回到了原始森林里，这一次找到了裂蹄层孔菌（图8-1）和薄皮纤孔菌。文献记载和前人经验都表明，这两种药用真菌对脾大有较好的治疗效果。

裂蹄层孔菌多年生，长于阔叶林的倒木上，其提取物含有丰富的胞外多糖、黄酮及其衍生物、香豆素类和甾醇类化合物等，胞外多糖在抗炎、抗

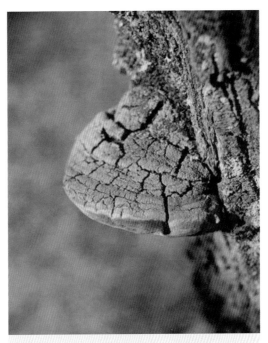

▲ 图 8-1　裂蹄层孔菌（**Fomitopsis rosea**）

氧化、抑制肿瘤生成、增强人体免疫力、保肝、预防及治疗关节炎等方面有显著疗效。而黄酮及其衍生物，则能保护肝脏、解除肝毒、抗真菌，用于治疗急慢性肝炎、肝硬化。香豆素类化合物可抑制凝血因子在肝脏的合成，作为抗凝药物，有化瘀、疏通血管的作用。在裂蹄层孔菌含有的这些成分中，甾醇类化合物对缩小脾脏具有很好的效果。本书作者认为，应该还有一些未知化合物具有缩小脾脏的作用。

三、真菌组方治脾大

当本书作者把裂蹄层孔菌等真菌，与治疗肝纤维化的云芝、树舌、赤芝、桑黄等5种真菌配合，用这7种复配药材治疗肝硬化时，觉得出现了奇迹。两位肝硬化伴脾大的患者，其中一位经3个月真菌组方治疗

后，到医院做 CT 检查，发现自己的脾脏缩小到了正常范围；另一位患者半年后脾脏也恢复到正常。当本书作者看到两位患者的脾脏都恢复到正常的时候，高兴之至，又前进了一大步，如果能推广这个治疗方法，每年可以为许多的肝纤维化伴脾大患者解决难题。

不过，本书作者发现，仅仅用裂蹄层孔菌等两种真菌治疗脾大患者，半年之后，脾脏并没有缩小。这就说明，只有多种药用真菌适当的组合配伍，才能缩小肝纤维化患者肿大的脾脏。对于其他病症也是如此。令作者特别高兴的，这个野生药用真菌组方，将会改变许多脾大患者的命运，希望各类医院都能应用这一疗法。但是，有一个现象应该引起足够的重视，今天网络上卖野生药用真菌的部分商家，偷换了概念，把非云芝当云芝、非树舌当树舌、非桑黄当桑黄来进行销售。同时，最近作者还发现国内的某些药店，也在用同样的方式销售野生真菌。当然，要想治好弥漫性肝损伤伴脾大，还需要增加其他一些对症的药用真菌，这里就不一一细说了。说实话，用野生药用真菌组方治疗肝纤维化、肝硬化，在全世界都算是异军突起的一只尖兵。

采用野生药用真菌组方治疗，一般 1 个月就可以见效，患者可自行到医院进行有关生化、超声及 CT 检查。但如果想治愈及改善症状，至少要坚持半年至一年的治疗。

第9章
药用真菌治疗肝硬化伴甲胎蛋白高

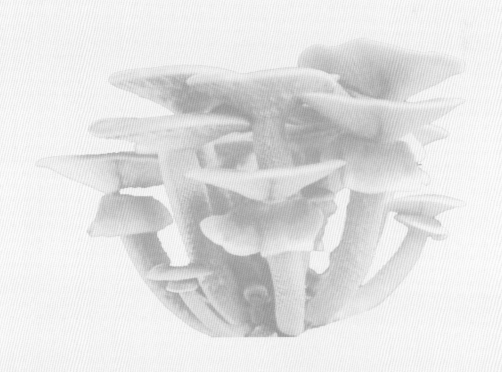

一、甲胎蛋白高提示病情的严重性

在临床中，很多肝硬化患者的检查报告中，除了脾大之外，甲胎蛋白也高于正常值。在正常情况下，甲胎蛋白是胎儿早期由肝脏合成的一种糖蛋白，出生后甲胎蛋白的合成很快就受到抑制，从血液中消失。当发生肝炎或肝细胞等恶性病变时，有关基因重新被激活，使得原来已丧失合成甲胎蛋白能力的细胞又重新开始合成，以致血中甲胎蛋白含量明显地升高。因此，检测血中甲胎蛋白浓度，对于诊断肝细胞癌及滋养细胞恶性肿瘤有重要的临床价值。

甲胎蛋白升高预示病情的发展和严重性，弥漫性肝损伤的患者甲胎蛋白高，表明罹患肝癌的可能性大。因而，对于许多肝病医生来说，目前还没有有效降低甲胎蛋白的方法。我国每年有数十万新发和死亡的肝癌病例，全球近几年每年发病患者人数约 62.5 万人、死亡人数接近 60 万人。可以这样说，患者一旦被诊断肝癌，能治愈的概率就微乎其微，而在肝癌患者中，80% 以上合并了肝硬化。对于许多患者而言，基本上走的是一条从肝炎到肝硬化、又到肝癌的病程。

二、寻找降甲胎蛋白的野生真菌

如果能让肝硬化患者的甲胎蛋白下降到正常值，就表明病情得到控制或好转，可以这样说，这是一件功德无量的事，当然，全世界的医药专家、临床医生都希望能做成这件事。于是，本书作者又走进原始森林，去寻找能降低甲胎蛋白的野生药用真菌，找到了粗毛黄褐孔菌（图9-1）和松针层孔菌。

对于这两种真菌，国内外的专家们已经做了一些研究。粗毛黄褐孔菌子实体多年生，无柄，生于阔叶林倒木上。主要分布于我国的西北地区。子实体内含多糖、三萜、酚类化合物、氨基酸、脂类、齿孔酸、

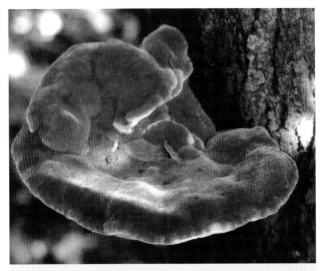

▲ 图9-1　粗毛黄褐孔菌（Xanthochrous hispidus）

麦角甾醇、羊毛甾二烯二醇、棕榈酸、硬脂酸等成分。其子实体热水提取物有抗癌作用，对小白鼠肉瘤 S180 和艾氏腹水癌的抑制率分别为80% 和 70%，对人类肝癌细胞株（HepG$_2$）有明显的抑制生长作用，而且影响 HepG$_2$ 的细胞周期，使其休止于 S 期。经由二脒基苯基吲哚染色、DNA 梯型试验、锚定蛋白的双染分析，都可观察到，粗毛黄褐孔菌所含苯乙烯基吡喃酮（Hispidin）对于 HepG$_2$ 具有促进细胞凋亡效果。Hispidin 可使 HepG$_2$ 细胞中活性氧自由基生成量增加，在 Hispidin 诱导肝癌细胞凋亡的路径方面，可能有活化磷脂酰肌醇激酶途径、促分裂原活化蛋白激酶途径、线粒体途径以及半胱天冬酶途径。Hispidin 也可以抑制 HepG$_2$ 细胞间质金属蛋白酶的活性，推测 Hispidin 可能具有抑制HepG$_2$ 细胞转移的能力（参考《食用菌学报》）。粗毛黄褐孔菌尤其能抑制脾淋巴细胞的增殖，对肿瘤有较好治疗作用。

可以从科研文献中查阅到粗毛黄褐孔菌对肝癌具有良好的抑制作用。陈康林曾经用云芝、树舌、赤芝等真菌相配合，又加入粗毛黄褐孔菌进行临床试验，结果，一般要 3 个月左右的时间甲胎蛋白能下降到正常值，有些患者的治疗效果并不理想。怎样才能够得到更好的治疗效果呢？作者在原始森林中又找到了另外一种治疗甲胎蛋白高的药用真菌，那就是松针层孔菌。据文献记载，松针层孔菌对肿瘤有很好的治疗与抑制作用。

松针层孔菌主要用于改善肿瘤放化疗患者的症状，如增加食欲和体重、减轻疼痛，有时可见肿瘤缩小、胸腹水减少，提高患者的细胞免疫功能，延长肿瘤患者的生存期，明显改善生存质量，辅助放化疗使用，可有效抑制各种癌症，其子实体热水提取物对小白鼠肉瘤细胞 S180 的抑制率为 51.2%。本研究通过结合细胞形态学显微镜观察、Alamar Blue 法及 MTT 法对松生拟层孔菌子实体乙醇提取物进行体外抗肿瘤的研究，可以直接确定待检样品是否具有对肿瘤细胞直接杀伤的抗肿瘤活性，另外采用多种不同的检测方法可以获得其体外抗肿瘤作用较为客观全面的信息。本实验研究表明，松生拟层孔菌子实体乙醇提取物乙酸乙酯相在体外对 S180、H22、NCI-H460 细胞株均有明显的增殖抑制作用，并且呈现出初步的量效关系，随剂量增大，抑制作用增强，其中在 100μg/ml 时，其子实体乙醇提取物乙酸乙酯相在体外对人肺癌细胞株 NCI-H460 表现出较高的抑制活性，抑制率高达 98.73%，表明松生拟层孔菌子实体乙醇提取物乙酸乙酯相在体外具有稳定的抗肿瘤活性，可能与其在体外直接诱导肿瘤细胞凋亡有关。本实验研究为下一步深入研究其体内外抗肿瘤的作用及机制奠定了一定的实验基础。——摘自《松生拟层孔菌子实体乙醇提取物体外抑瘤作用初探》，湖北中医药大学学报，2011 年 6 月，第 13 卷第 3 期。

从以上文献资料中可以看到，粗毛黄褐孔菌等 2 种真菌对肿瘤均有较好的抑制与治疗作用，可以使提示肝脏损伤和肝癌的标志物——甲胎蛋白，大幅度降低。于是，陈康林使用粗毛黄褐孔菌、松针层孔菌等真菌，与治疗肝硬化的组方相结合，给甲胎蛋白超出正常值的患者使用，结果服用 1 个月的时间，几例肝硬化脾大并伴甲胎蛋白高的患者，其甲胎蛋白都正常了，阻止了病情的进一步发展。

三、治好肝纤维化伴甲胎蛋白高

对于一个肝纤维化、脾大、甲胎蛋白高的患者，其病理过程是极其复杂的。首先，肝纤维化本身就是非常复杂的，又并发脾脏肿大，而脾大的病因就更复杂了，再加上甲胎蛋白升高，预示癌变或癌变的可能。这一连串的病情进展，如果用现有的医药治疗方案，想要治愈基本上是不可能的。因为即使找到了治疗肝纤维化的药，却又很难找到治疗脾脏肿大的药，当找到治疗脾脏肿大的药以后，又怎么能寻找到抑制肿瘤生长的药？这几乎就是一道不可能克服的难题。对于一位肝脏纤维化、脾大、甲胎蛋白升高的患者，必须用中国的哲学思维、中医的治疗方法，组方辨证施治，才有治好的可能。首先应该想到哪些野生药用真菌是抗肝纤维化的，哪些是抗脾大的，哪些是抑制和治疗肿瘤的，哪些是提高免疫力的，这就是传统和现代医学讲的对症。同时，还应该找到协助治疗肝脏纤维化、脾脏肿大、抑制和对抗肿瘤的那些野生药用真菌，"君、臣、佐、使"相配合，这样才能解决问题，使甲胎蛋白降下来。这就是中医讲的辨证。在治疗肝纤维化、脾大伴甲胎蛋白高的时候，主要是对症与辨证的结合。

此外，还需要使用一味引经的药。例如：在古今中药的方子里面，几乎都有甘草这一味药。为什么？因为甘草具有平和药性、缓解药物毒性程度、关联药性等作用。在药用真菌里也有像甘草一样作用的药材，那就是灵芝。因为是治疗肝脏的药方，首先就应该有非常高的药效，还必须是无毒的。那么，就应该找到能解除多种真菌配合之后可能产生的毒性的菌种。当然，以上方法只是解决了肝纤维化、脾大伴甲胎蛋白高的问题。当面对一位肝纤维化、脾大伴甲胎蛋白高的患者的时候，几乎可以肯定地说，患者还会伴有其他一些疾病。怎么办？如果不把这些伴随疾病控制住或治愈的话，要想真正彻底治好这样的重症肝纤维化（肝硬化）是很难的。这就要求施治者清楚了解和掌握各种野生的药用真菌。

对于一个甲胎蛋白高的肝纤维化、脾大的患者，一般 1 个月左右就可以见效，完成 1 个月疗程以后，应该到医院去做一个检查，查一查甲胎蛋白下降的情况。这就可以与服用真菌组方之前的甲胎蛋白升高情况相比较，这样就有一个对照。而治疗肝纤维化、脾大所需要的时间，就要长一点了。一般真菌治疗肝硬化、脾大，3～4 个月要到医院查一下，看看肿大的脾脏缩小没有。一般 3～4 个月即可缩小到正常值，长的可能要半年至一年。对于肝纤维化（肝硬化），就需要更长的时间，一般以 1 年为期，长的可能要 1～2 年，这就要看患者病情严重的程度。一般弥漫性肝损伤早、中、重度时都较快，肝硬化好转就较慢，失代偿期更慢。我希望大家能够了解这些药用真菌的作用。

对于这类患者的治疗，我的 7 个发明专利中有对应组方，比如："一种治疗肿瘤的中药""一种治疗乙肝、肝硬化的中药"等。在这些发明专利的基础上，不断地试验，不断地总结，经过几十年的不断地学习实践和临床试验，最后才总结出了一套治疗肝硬化甲胎蛋白高的方法。

第 10 章
药用真菌治疗肝硬化伴腹水

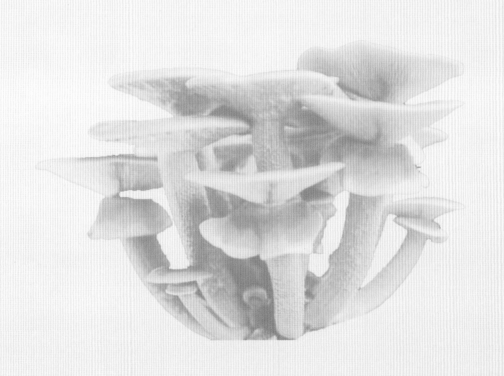

肝硬化伴有腹水的治疗原则是减轻腹腔积液、下肢浮肿等症状，减少由此带给患者的痛苦；并预防腹腔积液的并发症，如自发性细菌性腹膜炎、脐疝破裂等，防止疾病进一步发展为肝肾综合征；在此基础上，消除产生腹水的门静脉高压及脾大，治疗引起脾大等症状的肝纤维化。对于顽固性腹水，这是目前较好的一种治疗方法，也是今后医学前进的一个大方向。

一、从门静脉高压到腹水

门静脉高压是肝硬化患者就诊时常常会听到的一个词，指的是门静脉腔内压力增高。肝脏由两条血管供应养分，分别是门静脉和肝动脉，其中，门静脉由肠系膜上静脉和脾静脉汇合而成，将来自胃肠道、脾脏和胰腺的血液引流入肝脏。门静脉和肝动脉在肝脏内逐渐分成细小的毛细血管网，在肝窦处汇合，收集肝脏的代谢产物之后，又逐渐汇合成肝静脉。从门静脉、肝窦，再到肝静脉、下腔静脉，就像是一条从上游到下游的河流，河流的任何一处水流不畅时，上游的压力就会增大。肝脏作为河流当中的一个重要枢纽，当慢性病变导致肝硬化时，肝内血管收缩、扭曲、变形、狭窄、堵塞，肝细胞肿胀压迫小血管，均会导致上游（门静脉）流动不畅，压力增高。正常门静脉压为 $5\sim10\text{mmHg}$（$7\sim14\text{cmH}_2\text{O}$），当肝硬化患者门静脉压力升高超过 12mmHg 时，上游邻近血管将受到影响，而出现静脉曲张、脾脏功能亢进、腹水等症状，统称为门静脉高压症。

肝硬化是导致门静脉高压的主要原因，晚期肝硬化患者常出现门静脉高压的并发症，让患者饱受病痛困扰，甚至威胁生命。而门静脉高压本身无症状，往往是出现并发症以后才发现有门静脉高压。其临床表现主要包括以下几点。

- 侧支循环建立和开放。门静脉和体静脉之间有广泛的交通支，门静脉高压将导致交通支开放、扩张，主要表现为静脉曲张，包括食管静脉曲张、胃底静脉曲张、肛门直肠静脉曲张、脐周和上腹部皮下静脉曲张。曲张的食管静脉容易发生破裂出血，危及生命。

- 门静脉高压性胃病。内镜下胃黏膜表现出各种形态的充血性红斑，呈蛇皮或马赛克及樱桃红样斑点，有时出血。

- 充血性脾大。即脾功能亢进，表现为白细胞、血小板或血红蛋白减少。

- 腹水。重症患者腹腔内可以存在数千毫升的腹水，并可出现细菌性腹膜炎、肝肾综合征等危及生命的并发症。

门静脉高压早期，患者可无症状，只能通过内镜、影像学检查、门静脉测压和临床体检来进行诊断。随着肝硬化进入失代偿期，门静脉高压症状也愈加明显，当出现并发症时就提示肝硬化进入了失代偿期，预后不良。许多并发症属于急症，需要住院治疗。

肝硬化患者就诊时，医生可能会说"你的肝硬化还处于代偿期"或"你的肝硬化比较严重了，失代偿了"。简单来说，代偿期肝硬化就是早期肝硬化，虽然存在着明显的肝损害及肝纤维化，但剩余的肝细胞更加拼命工作，在重负之下完成肝脏承担的各项功能。这时患者常无症状，或者仅有轻微乏力、食欲不振、消化不良、腹泻、肝区不适等症状，有时还有门静脉高压症状。随着肝硬化的进展，剩余肝细胞数量越来越少，即使拼命工作也无法胜任肝脏的各项功能。一旦不堪重负，就会出现肝功能衰竭，各种肝纤维化症状愈加明显，门静脉压力越来越高，出现了门静脉高压的并发症，通常称之为肝硬化失代偿期。

失代偿期肝硬化往往以出现腹水症状为标志，并可出现肝功能衰竭、严重的门静脉高压症状等多种表现。而在失代偿期，主要表现为各种肝功能衰竭症状。

- 患者明显乏力、消瘦、面色晦暗，伴有黄疸、尿少、胸水、腹水、下肢水肿等症状。

- 出血倾向及贫血。由于肝脏合成蛋白质的功能大幅下降，凝血因子不足，导致凝血功能下降。因此，可以出现牙龈、鼻腔出血，皮肤黏膜紫癜或出血点，女性可有月经过多、贫血。

- 内分泌系统失调。由于肝脏激素代谢失调，肝硬化晚期患者性欲减退、生殖功能下降，男性出现体毛脱落、乳房发育、睾丸萎缩、精子数量和质量下降，女性发生闭经及不孕。

- 门静脉高压症状更加明显。可出现胸水、腹水，重度食管、胃静脉曲张，明显的脾功能亢进等。

- 多种并发症表现。如食管及胃静脉曲张破裂出血、原发性腹膜炎、肝肾综合征、肝性脑病等。在严重的肝硬化基础上，可能会出现肝癌。

虽然引起腹水的直接原因是门静脉高压，而重度肝硬化导致的一些问题，也是引起腹水的因素。肝硬化腹水的形成机制相当复杂，实际上是多因素共同作用的结果。还有以下几个因素助长门静脉高压引起的腹水。

- 血浆胶体渗透压降低。在肝硬化患者中，因肝脏合成白蛋白的功能减退，蛋白类食物摄取不足和消化吸收障碍，以及血浆白蛋白不断漏入腹腔，血浆白蛋白含量可显著降低，血浆胶体渗透压随之下降。一般当血浆白蛋白低于 28g/L 时，常有腹水或水肿产生。

- 肾脏因素。肝硬化时由于肾血流动力学的明显改变，导致水钠潴留，从而促使和加重腹水的形成。

- 内分泌因素的作用。

可见，门静脉高压虽是促成肝硬化患者腹腔积液的主要原因，而腹水的最后形成，还涉及多种因素的综合作用。

二、治疗腹水需要多真菌配合

想治愈肝硬化腹水，必须针对引起腹水的因素进行对应治疗，但因素又是多方面的，这就需要多种野生药用真菌相配合，以进行有效的治疗。为什么肝硬化患者会腹水？首先，有一点很明显，患者的肝脏肯定已经是重度纤维化了；其次，病情受门静脉高压的影响，脾大到了一定程度，才会出现腹水；最后，有脾大或腹水的患者，有一部分人的甲胎蛋白也会升高，有的肾脏受损。那么，要治好腹水，就不能以单向思维的方式来施治，那将不能根本治好腹水，今天消退、过些天又涨。首先，应该同时找到治疗肝纤维化、脾大、抑制与治疗肿瘤、补肾、消水、消炎、平衡内分泌代谢的药用真菌，相互搭配，才有治好腹水的可能。这几年来，就有30多位各种原因引起腹水的患者，通过10～30天的时间，腹水就完全消失了。中医治疗腹水的概率很低，西医治疗使用利尿药，对患者的危害太大，很容易形成惯性腹水。

用云芝、树舌、赤芝、桑黄等9种药用真菌可以很好地抗肝脏纤维化、脾大、抑制与治疗肿瘤。那么，用什么真菌去消水、消炎、补肾、平衡内分泌代谢呢？这是治好腹水的关键。查阅国内外的有关药用真菌的文献资料，发现在文献中，记载了消水比较好的中药有猪苓（图10-1）、茯苓（图10-2），消炎的中药有东方栓菌，还有补肾、平衡内分

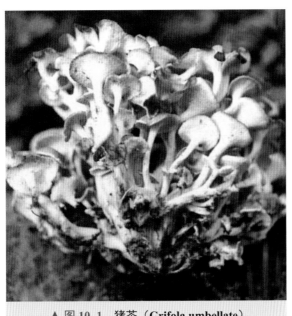

▲ 图 10-1　猪苓（Grifola umbellate）

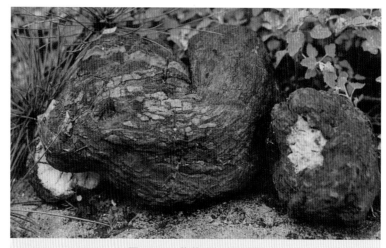

▲ 图 10-2　茯苓（Poria cocos）

泌代谢的野生真菌。虽然查找到有关这种中药的资料，但是市面上都难以找到货真价实的野生药材。怎么办？陈康林又多次走进原始森林，到云南采集野生茯苓。陈康林向来认为，用药必须是野生的，因为野生真菌的药性强、作用好。但是，今天国内所普遍使用的，几乎都是人工栽培的。

三、治肝硬化腹水的药用真菌等

猪苓的资料和报道较多。猪苓在我国分布广泛，多年生，长于地下。猪苓含有多糖、生物素、猪苓酮、甲壳素，及钙、镁、钾、钠等无机成分（参考《食用菌》《中国药用真菌学》）。猪苓具有利尿作用，健康人试服 8g 猪苓，水煎口服，6h 内尿量增加 62%，尿中氯化钠增加 45%，作用比咖啡因、木通或茯苓强。但 3g 煎剂及临床常用量未能证实对人体的利尿作用。输尿管瘘试验，以 0.25～0.5g/kg 静脉或肌内注射，4～6h 内尿量增加了 3 倍，口服或静脉注射量低于 0.0048/kg，则无作用。但去肾上腺的大鼠，同时服用猪苓煎剂与去氧皮质酮，5h 内尿量反而减少，尿中 Na^+、Cl^-、K^+ 与对照组比较改变不大。猪苓既无稀释血液作用，也不影响肾小球滤过率，其利尿作用机制可能是由于抑制肾小管对电解质和水的重吸收（参考《生物学杂志》《南京药学院学报》）。猪苓对肝脏有较好的保护作用，猪苓多糖对四氯化碳引起的肝损伤有显著的抑制作用，还能降低血清谷丙转氨酶，使肝 5′-核苷酸、酸性磷酸酶、6-磷酸葡萄糖酸酶活力回升。其机制与提高机体的免疫功能，抑制肝损过程中的某些靠后环节有关，是治疗慢性肝炎的重要机制之一（参考《中西医结合杂志》）。

茯苓作为历史悠久的中医传统药材，在中国可谓家喻户晓。从文献中，可以查阅到，茯苓是一种生长于松林根部的地下真菌，多年生，需要阴干。茯苓的主要有效成分有 β-茯苓聚糖、三萜类物质、卧孔菌素、麦角甾醇、卵磷脂、胆碱、腺嘌呤以及甲壳素等（参考《中草药》《药学杂志》）。有不少实验表明茯苓的利尿效果好，茯苓浸剂腹腔注射或乙醇提取液静脉注射，均对正常家兔有利尿作用。茯苓乙醇提取物的利尿作用起效缓慢，作用持续时间较短，其利尿作用是促进 K^+ 以外的其他成分排泄所致。利尿机制则与影响肾小管 Na^+ 的重吸收有关，而促进 Na^+ 排出的有效成分为茯苓酸（参考《中华医学杂志》《中华药学会 1962 年学术会议论文文摘集》）。五苓散（茯苓、猪苓、白术、泽泻、桂枝）煎剂灌胃，对于正常大白鼠有利尿的作用。五苓散提取液静脉注射于犬，在增加尿量的同时，能增加 Na^+、K^+、Cl^- 的排出。

东方栓菌（图 10-3），子实体无柄，木栓质，生长于阔叶林中枯腐木上。全国各地广泛分布。主要用于炎症、肺结核、支气管炎、风湿等疾病（参考《中国药用真菌》）。目前，东方栓菌更详细的研究资料不多，治疗肝硬化腹水，主要是应用东方栓菌的抗菌作用。东方栓菌有广谱抗菌功能，从陈康林这几年的临床试验来看，发现东方栓菌的效果很好。

陈康林将云芝、树舌、赤芝、猪苓、茯苓、东方栓菌等 17 种野生药

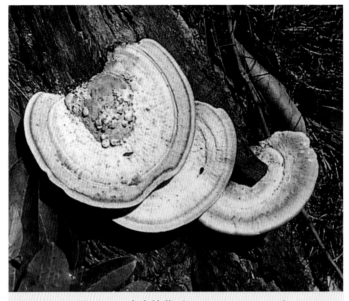

▲ 图 10-3　东方栓菌（Trametes orientalis）

用真菌及其他一些对症的药用真菌配合起来，用于治疗肝硬化腹水的患者，结果效果很好，没有不见效的。陈康林在治疗过程中还发现，部分有胸水的患者，其胸水也很快地消退了。今天在临床中，有很多患者长期使用利尿药，但还是不能解决腹水问题，形成顽固性腹水，而一旦诊断为顽固性腹水，患者的中位生存期大概为半年。

四、总结

用以上方法，可以较好地解决顽固性腹水问题。在上面的这个组方中，陈康林使用了几种治疗肝纤维化的药用真菌，几种治疗脾大的药用真菌，几种治疗门静脉高压的药用真菌，还有几种利水的药用真菌，3 种抗细菌的药用真菌，防治炎症，因为一旦发现患者腹水中有炎性物质，一般都是耐药性复合性炎症，这就需要多种抗细菌药配合使用，才有消炎的可能，还有 2 种调节提高免疫力的真菌，再把这些药用真菌配合组方，就可以标本兼治。如果患者在医院里使用利尿药已 10 天以上，还没有消除腹水，陈康林建议患者尽快使用上述方法，一般 15～30 天就可见效。当然，如果是没有使用过利尿药的患者，效果就更好了，一般 7 天就可见效。其实，也可以 2 种方法同时使用，不会引起冲突。当然，过多使用利尿药还会造成很多不良反应，甚至使病情加重。而使用野生药用真菌组方，尚未发现有不良反应，又可缓解肝硬化病情，使肝硬化逐渐向好的方向发展，并可逐步逆转肝硬化病程。这个组方如果能在我国推广，将可以让许多人受益。陈康林于 2003 年开始向国家知识产权局申请发明专利，一共申请了 7 项治疗肝脏疾病的发明专利，比如"一种治疗乙肝、肝硬化的中药""一种治疗肝病的中药"等。在这些发明专利的基础上，逐步摸索着前进，最后找到治愈肝腹水的方法。

第11章
肝硬化失代偿期并发症的治疗

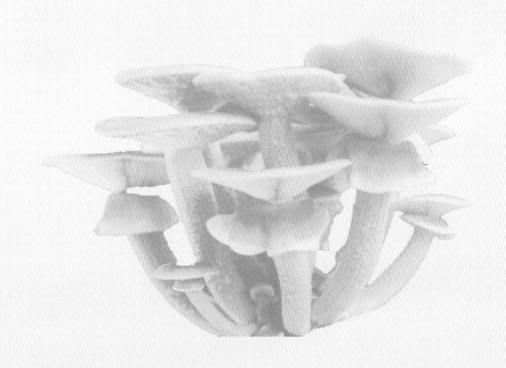

一、肝肾综合征的治疗

肝肾综合征是发生于肝硬化、肝癌晚期等严重肝病患者的功能性急性肾衰竭，临床病情呈进行性发展。患者肌酐水平超过 1.5ml/dl（13μmol/L），有少尿或无尿症状。其发生的主要机制是内脏血管扩张而肾血管收缩，导致肾脏血流灌注不足而出现的肾功能损害。肝肾综合征在肝硬化合并顽固性腹水或自发性细菌性腹膜炎的患者中，最容易发生。肝肾综合征预后很差，西医治疗中位生存时间大约 3 个月，如果没有得到有效的治疗，平均生存时间仅为 2 周。这 2 年就有多位在医院治疗效果很差的肝肾综合征患者，经过以下组方治疗后重新获得了新生。

对于这样的患者，可以用以下药用真菌组方进行治疗，云芝、树舌、赤芝、桑黄、裂蹄层孔菌、粗毛黄褐孔菌、猪苓、茯苓、东方栓菌等 17 种药用真菌，及其他一些对症的野生药用真菌，还可加上毛蜂窝菌等。进行真菌治疗时，也可与西医一起同步治疗，因为这些野生药用真菌与西药没有冲突，可以互补，也许患者可以不换肝从而达到换肝的效果。

二、肝肺综合征的治疗

肝肺综合征是终末期肝病的严重肺部并发症。临床上主要表现为呼吸困难和发绀，目前西医还没有有效的治疗药物，唯一可行的是对小部分患者进行肝移植。患者一般很快死亡，作者就用以下组方治疗多位肝肺综合征的患者，都生存了很长时间。

对于这样的患者，可用以下真菌组方治疗：云芝、树舌、赤芝、桑黄、裂蹄层孔菌、粗毛黄褐孔菌、东方栓菌等 17 种药用真菌，还需酌情加上其他一些对症的野生药用真菌。有腹水时加上猪苓、茯苓，没有则不加。另外，这些野生药用真菌与西药没有冲突，不仅可协助西药的作用，双方还可以互补，也许患者可以由此达到长期生存的目的。

三、肝性脑病的治疗

肝性脑病是严重肝病或门体分流术时发生代谢紊乱的结果。由于患者血氨升高，目前被公认为是肝性脑病的主要发病机制。因此，所有的肝性脑病患者都需进行降血氨治疗，不然随时可能死亡，降血氨的药物和方法较多，但都是通过以下 3 个环节达到降低血氨的目的。

- 减少肠道氨源性毒物的生成和吸收。
- 促进体内氨的清除。
- 拮抗神经毒素对脑细胞的抑制。

实际上，肝性脑病的基础性病原就是严重的肝硬化，那么，可用以下组方治疗严重性肝病：云芝、树舌、赤芝、桑黄、薄树芝、裂蹄层孔菌、薄皮纤孔菌、粗毛黄褐孔菌、东方栓菌等 17 种药用真菌。在此基础上，加上蝉花等 5 种药用真菌及一些其他对症的野生药用真菌，就可以使血氨下降。

患者一般都在医院治疗，但医院很难治好肝性脑病，患者随时有死亡的危险，患者在使用西药的基础上可以使用本组方。因为本组方同西药没有任何冲突，同时本组方对肝病有很好的治疗作用，2 种治疗可以互补。这几年，就有数位肝性脑病的患者前来治疗，都有很好的效果。其中有一位患者，北京大学第三人民医院诊断只能活 1 个月的患者，要想生存时间长一点儿，只能换肝，而换肝也只能多生存 1～3 年。于是，患者找到作者使用野生药用真菌组方治疗，半年后，就能自己登上五台山。1 年后，全家的活都由患者做，而且患者看上去至少年轻了 10 岁。

四、肝性糖尿病的治疗

肝性糖尿病顾名思义，就是有肝纤维化、肝硬化，同时还有糖尿病，以及糖尿病的并发症。对于肝性糖尿病，可以在治疗肝硬化的基础上加入桦褐孔菌，对于还伴有糖尿病并发症的患者，就需要对症治疗。具体治疗方法请参考作者写的《药用真菌治疗糖尿病慢性并发症》一书。对于肝病的各种并发症，必须高度重视，因为肝硬化同糖尿病一样，因本身疾病而死亡的病例较少，大多数患者都是因各种并发症而导致死亡。所以，当我们面对各种并发症的时候，一定要想办法用对症又辨证的药物进行认真的治疗。

要想治好肝纤维化、肝硬化，以及肝病并发症，必须找到一个系统性的药物群，建立一个强大的药物群体系，才有治好、治愈或减缓疾病的可能。以上所有的真菌药物都是从大自然中寻找的，因为大自然为我们提供了广泛的、高度针对性的、有效的生物活性物质。本书作者认为，在长期复杂的生态循环过程中，许多生物体在自己的生存努力中，建立和发展起一套化学防御体系，以对付环境中的危害。这就需要有敏锐的眼光与宽阔的思想去大自然中找到这些防御体系。仅仅寄希望在实验室中找到这样的防御体系，往往是不会成功的。肝硬化伴糖尿病的人在今天越来越多，治疗越来越难。医院在降糖方面有一定的作用，但是，在肝硬化方面没有什么作用，而肝硬化后，就会加速糖尿病并发症的发生，而糖尿病并发症的发生，又会促进肝硬化向失代偿期的发展，就会加速患者的死亡。但是，有数位肝硬化伴糖尿病慢性并发症的患者，在使用野生药用真菌后，两种疾病都得到了控制。

采用野生药用真菌组方治疗，一般一个月就可以见效，患者可自行到医院进行有关生化、超声及 CT 检查。但如果想治愈及改善症状，至少要坚持 1 年以上的治疗。

第12章
原发性胆汁性肝硬化的治疗

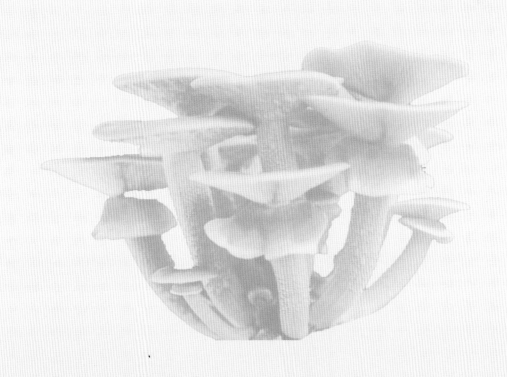

药
用
真
菌
治
疗
肝
硬
化

一、什么是原发性胆汁性肝硬化

原发性胆汁性肝硬化（PBC）是一种发生在成人的胆汁淤积性肝脏疾病，表现为慢性进行性病程。以肝内进行性非化脓性小胆管破坏、伴门静脉炎症和肝纤维化为特点，绝大多数原发性胆汁性肝硬化患者的抗线粒体抗体呈阳性，最终发展成肝硬化和肝衰竭。

原发性胆汁性肝硬化的病因至今不明。由于以选择性肝内胆管上皮细胞破坏和肉芽肿形成为特点，几乎所有患者均有存在于线粒体内膜的自身抗原的针对非器官、非种属特异的免疫反应，包括产生特异性自身抗体和自身反应性 T 细胞反应。此外，常常合并其他器官特异性自身免疫性疾病如硬皮病和自身免疫性甲状腺疾病，并常有唾液腺上皮细胞受损。因此，原发性胆汁性肝硬化被认为是一种器官特异性的自身免疫性疾病。

原发性胆汁性肝硬化的发生，与抗线粒体抗体（AMA），特别是线粒体内膜丙酮酸脱氢酶的 E_2 成分有密切关系。AMA 为原发性胆汁性肝硬化的重要血清标志。除 AMA 外，一部分（约 50%）的原发性胆汁性肝硬化患者可同时或单独出现抗核抗体，如抗核孔膜蛋白的 Gp210 及抗核小体蛋白的 Sp100 抗体。胆管上皮细胞异常表达的线粒体抗原、T 细胞介导的异常免疫反应、细菌和异生物素有关的分子模拟和宿主自身抗原发生变化等机制，可能参与原发性胆汁性肝硬化的变化。

二、原发性胆汁性肝硬化的症状

原发性胆汁性肝硬化在临床上分为有症状类型和无症状类型，还可出现并发症表现。

（一）有症状类型

有症状的原发性胆汁性肝硬化患者，表现为慢性进行性胆汁淤积，主要表现为伴或不伴黄疸的瘙痒（25%～70%）、非特异的症状（如乏力）（65%～85%）、右上腹疼痛以及肝硬化失代偿表现（如腹水、静脉曲张出血）等。查体可发现有皮肤色素沉着、搔痕、黄斑瘤或黄瘤（皮下大量胆固醇沉积）。肝脾大在早期就常见，而门静脉高压的体征可能在发展成肝硬化之前即出现。患者常常没有其他慢性肝病的皮肤表现如蜘蛛痣，有一些患者在妊娠期起病。

（二）无症状类型

除了有些患者有上述典型的症状表现，及失代偿期病例外，原发性胆汁性肝硬化还可能表现为无症状类型。无症状的患者肝功能可能正常、也可能异常，这两种情况都容易被忽视，未作出诊断。无症状的患者占首次诊断为原发性胆汁性肝硬化病例的20%～60%，确诊建立于生化指标筛选检查异常。总体来讲，无症状的患者比有症状的患者年龄大，并随病情进展最终还是将出现症状，早期无症状且肝功能正常的患者血清可检测到AMA。

无症状患者在肝活检时可能已有异常的病理表现，并且符合原发性胆汁性肝硬化诊断标准，在以后的随访中，又逐渐出现原发性胆汁性肝硬化症状，以及肝功能异常。一些患者虽然还没有症状，但已出现肝功能的异常和检出AMA，这些患者中相当一部分（60%）在作出诊断时已经形成肝纤维化，80%的患者在随访中的第1个5年产生原发性胆汁性肝硬化的症状和体征，从诊断到死亡的中位时间是8～12年。

（三）并发症的表现

原发性胆汁性肝硬化患者常见的并发症包括骨质疏松，因维生素D缺乏、滥用激素、缺少日照等因素引起；脂溶性维生素缺乏，如维生素A缺乏引起的夜盲症，维生素E缺乏引起反射异常、本体感觉减退、共济失调等神经系统异常；高胆固醇血症，因胆固醇沉积而出现黄瘤、黄斑等；脂肪泻，因胆汁酸在小肠排泌异常、内脏疾病、胰腺外分泌功能不全、细菌过度生长等引起。晚期患者可出现进展性肝病的表现，如静脉曲张出血、腹水、肝性脑病等。80%的原发性胆汁性肝硬化患者，还可伴有其他自身免疫性疾病及结缔组织病，特别是干燥综合征（75%）、类风湿关节炎、皮肌炎、混合结缔组织病、近端或远端肾小管酸中毒、硬皮病、Crest综合征（10%以上）等。Crest综合征的临床表现为钙质沉着、雷诺现象、食管动力异常、肢端硬化和毛细血管扩张等。

部分患者可以检测到抗甲状腺抗体（抗微粒体、抗促甲状腺激素抗体），并出现淋巴细胞性甲状腺炎，但甲亢少见。少于5%的患者可出现不明原因的肺纤维化和炎症性肠病。约在1/3的原发性胆汁性肝硬化患者之中，发生肝细胞性肝癌的相对危险程度增加20%。总的来说，患者发生其他肿瘤（如乳腺恶性肿瘤）的危险程度也会增加。

（四）诊断与鉴别诊断

原发性胆汁性肝硬化的诊断主要建立在生化指标支持胆汁淤积的存在基础上，血清胆碱磷酸酶AKP升高、血清抗线粒体抗体间接免疫荧光或免疫印记法检测阳性等。肝组织学活检也符合原发性胆汁性肝硬化表现，即具有肝损伤、肝纤维化、肝硬化及其并发症的慢性进行性胆汁淤积自然病程的病理表现。在作出诊断时，需考虑到无症状型和AMA阴性的原发性胆汁性肝硬化。

原发性胆汁性肝硬化需与其他胆汁淤积性肝病进行鉴别，主要包括肝外胆管阻塞、原发性硬化性胆管炎、肝炎性肝硬化、药物性肝病、结节病、重叠自身免疫性肝炎综合征、原因不明的成人胆管稀少等。

三、原发性胆汁性肝硬化的治疗

对于原发性胆汁性肝硬化，目前主要以熊去氧胆酸为主进行治疗，其药理作用机制包括促进内源性胆汁酸分泌、提高膜稳定性、减少肝细胞 HCA-I 类抗原的异常表达、降低细胞因子的产生、抑制疏水性胆酸引起的凋亡和线粒体丢失功能等。但这个治疗方案，只对一部分患者有作用，而且，作用有限。虽能延长部分患者的生存期、减少食管静脉曲张及肝硬化的发生，却对该病大部分患者的肝硬化症状没有什么效果，同时，今天的西医治疗还会使用免疫抑制药即各种激素和抗纤维化药物，这些药不仅不良反应大，长期效果也不好，而降脂新药苯扎贝特对原发性胆汁性肝硬化可能有一定的作用，但药效还需要长期的观察。

实际上，目前西医对原发性胆汁性肝硬化还没有理想的治疗方法，大多数患者只能在检查出来后的几年时间里，病情逐渐加重直到死亡。那么，怎样治疗该病患者呢？这是所有患者高度关心的事情。现在西医还没有发现治疗本病的好药，而中药中的许多矿物药、植物药、动物药对肝脏有害，无法使用。所以，还在几十年以前，世界上的医药学家就把目光对准了菌物药，本书谈到的药用真菌是其重要的组成部分。

在这几十年里，研究者们从药用真菌里开发出了很多治疗肝脏疾病的新药，如云芝多糖、云芝肝肽、树舌片、组方树舌片、桑黄多糖、槐耳多糖、茯苓多糖、猪苓多糖、香菇多糖等。但是，肝脏疾病的发病原因是相当复杂的，涉及的人体器官也是多样的。因而，今天要治疗原发性胆汁性肝硬化，还需要进一步向大自然索要药物，因为大自然本身就像是世界上伟大的化学家。大自然中的各种野生药用真菌应该配合起来，针对差异很大的病情、症状分别组方，才能有效抑制原发性胆汁性肝硬化的发展。根据作者多年来的经验，可有如下不同的治疗方案。

- 对于有蜘蛛痣、肝大、脾大的早期原发性胆汁性肝硬化患者，其组方为：云芝、树舌、赤芝、桑黄、裂蹄层孔菌、木蹄层孔菌等 10 种药用真菌。服用期应在半年以上。
- 对于腹水的患者，可以单独或配合西药使用以下组方：云芝、树舌、赤芝、桑黄、裂蹄层孔菌、猪苓、茯苓等 12 种药用真菌。服用期为 1～3 个月，此后，改为服用第 1 个组方 1 年以上。

- 对于静脉曲张出血的患者，可以单独或配合西药使用以下组方：云芝、树舌、赤芝、东方栓菌、毛革盖菌、大马勃等 15 种药用真菌。服用期为 1～2 个月，此后，改为服用第 1 个组方至少 1 年以上。

- 对于肝性脑病患者，可以单独或配合西药使用以下组方：云芝、树舌、赤芝等 17 种药用真菌。服用期为 1 年以上。

- 对于瘙痒，高脂血症，维生素 D、维生素 E、维生素 K 缺乏，骨质疏松，进行性肌营养不良，肝肾综合征，自发性细菌性腹膜炎，脂肪泻等并发症，就需要根据病情，分别配合其他的野生药用真菌进行治疗。

对西医治疗来说，目前能延长原发性胆汁性肝硬化患者生存期的，只能是手术，即肝移植术。但肝移植受到许多限制，不能所有患者一概而论。一是适应证，二是肝脏来源，三是排异反应问题，四是肝移植以后的复发问题，能很好地满足以上四点的患者并不多。还因各种限制，大多数患者不适合做肝移植手术。所以，对于原发性胆汁性肝硬化患者而言，目前能较好地用于治疗的，还要数野生药用真菌的组方。其作用机制，可参考本书有关部分所述。

采用野生药用真菌组方治疗，一般 1 个月就可以见效，患者可自行到医院进行有关生化、超声及 CT 检查。但如果想治愈及改善症状，至少要坚持 6～12 个月的治疗。

第13章
酒精性肝病、肝硬化的治疗

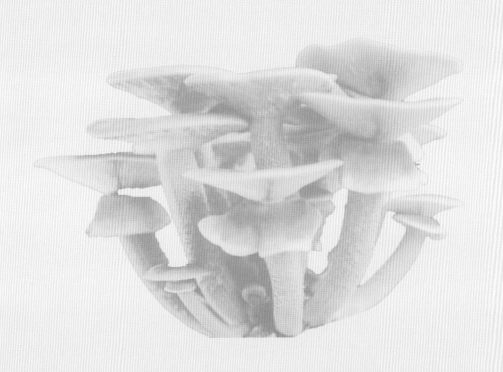

酒精性肝炎是由于长期大量饮酒导致的肝中毒性损害，包括酒精性脂肪肝、酒精性肝炎、酒精性肝纤维化和肝硬化。酒精性肝病是欧美国家肝硬化的主要原因，在我国有日渐增加的趋势，目前居肝硬化发病原因的第 2 位。

一、酒精性肝病的临床特征

（一）病史的诊断

患者有饮酒史，长期大量饮酒是诊断酒精性肝病的必备条件。需注意酒的种类、每天的摄入量和持续时间等。目前，对于酒精摄入的安全量尚有争议，按照我国的标准，长期饮酒指持续饮酒超过 5 年，折合每日乙醇量：男性 > 40g/d，女性 > 20g/d；在 2 周内有大量的饮酒史（> 80g/d）。乙醇量换算公式：g= 饮酒量（ml）× 酒精含量（%）× 酒精比重（0.8）。

从饮酒方式看，空腹饮酒和饮混合酒容易发生酒精性肝病。酒精性肝病和慢性病毒性肝炎关系密切，酒精性肝脏损害可以增加患者对 HBV、HCV 的易感性。反之，慢性肝炎患者对酒精敏感性增高，可促进肝硬化和肝癌的发生、发展。另外，酒精性肝病还与性别、种族、遗传、个体代谢酶的含量等多种因素有关。在作诊断时，尚需排除代谢异常和药物因素引起的肝损伤。

（二）症状和体征

酒精性脂肪肝。一般情况良好，常仅有肝大，偶有触痛，中、重度时则有乏力、食欲不振、右上腹隐痛等症状。

酒精性肝炎。临床表现差异较大，常有发热、恶心厌食、肝区疼痛、腹泻等表现，严重者可发生急性肝功能衰竭。体征以肝大（右叶为主）伴压痛最常见，常伴黄疸，1/3 患者有脾大。并发症有肝衰竭、消化道出血、营养不良、末梢神经炎等，易继发感染。

酒精性肝硬化。表现与一般肝硬化相似，常有明显酒精性肝病容貌、肝掌、蜘蛛痣、面部毛细血管扩张等。可以门静脉高压综合征为主要表现，但脾大不如肝炎、肝硬化常见。此外还可出现肝外器官酒精中毒损害，如酒精性心肌病、胰腺炎、生育障碍。还可伴神经系统表现，如震颤性谵妄、Wernicke 脑病、周围神经病等。

评价酒精性肝病严重程度的指标有 Maddrey 判别函数（MDF）:4.6×（凝血酶原时间 – 对照值）+ 血清总胆红素（mg/dl）。当 MDF > 32，两个月内的死亡率可达 50%。Child-Pugh 分级，用于酒精性肝硬化严重程度的评估。还有终末期肝病模型分级，有研究提示，这是预测酒精性肝炎死亡率较精确的指标。

二、酒精性肝病的西医治疗

酒精性肝病的治疗要点，首先是戒酒，能及时戒酒，可显著改善患者的组织学形态，提高生存率。戒酒 4 周就可使脂肪肝症状恢复正常，改善酒精型肝炎的肝功能状态，减轻轻度肝纤维化病情。但戒酒难以逆转严重肝硬化的病理损伤。

酒精依赖患者的治疗，分为心理治疗和药物辅助治疗。

（一）心理治疗

坚持心理教育，可使 50% 的嗜酒者在 1 年内饮酒量明显降低。但戒酒并非对所有患者均有效，部分患者戒酒后肝炎征象持续存在。

（二）药物辅助治疗

用于增加戒酒率及处理戒酒综合征。纳曲酮作为阿片受体拮抗药，可用于有高度酒瘾者。阿坎酸可透过血脑屏障抑制谷氨酸神经递质，降低乙醇诱发的神经元兴奋性。除不适于 Child-Pugh C 级的肝硬化患者外，对所有酒精性肝病患者耐受性好。纳美芬是新型的阿片受体拮抗药。

戒酒过程要逐渐减量，出现戒断症状时可减量后应用安定类药物。长期酗酒者，蛋白质性营养不良和维生素缺乏症常见。在戒酒的基础上，提供高热量、高蛋白、低脂饮食，必要时补充支链氨基酸为主的组方氨基酸制剂。但如有肝性脑病的表现或先兆，应限制蛋白质饮食。此外，在乙醇的代谢过程中，对维生素（尤其是 B 族维生素）的利用、转化、贮存功能会发生障碍，应注意及时补充各种维生素。研究提示：与全胃肠外营养相比，肠内营养具有提高重症酒精性肝病患者长期生存率的作用。

类固醇激素能阻断重症酒精性肝炎患者肝内级联瀑布式放大的炎症反应，部分是通过抑制 NF-κB 的转录活性来实现的。有研究显示，对 MDF > 32 或伴有肝性脑病的患者进行 Meta 分析，糖皮质激素可以显著改善患者的短期生存率，但能否延缓肝纤维化进展、改善长期生存率尚不明确。激素治疗组患者的死亡率仍较高，且容易出现感染、急性胃肠道出血等并发症。因此，仍需要积极寻找能够替代激素并可有效治疗酒精性肝炎的药物。

己酮可可碱（PTX）、非选择性磷酸二酯酶抑制药可以抑制 TNF-α 基因的转录，降低 TNF-α 下游效应分子水平。随机对照研究表明，可以提高患者的生存率，这与明显降低肝肾综合征的发生率有关。提示 PTX 对于重症酒精性肝炎，特别是合并肝肾综合征的患者，具有很好的治疗效果。但还需要进行 PTX 与糖皮质激素联合治疗的临床试验和用于对皮质激素有禁忌证的酒精性肝炎患者的临床试验。抗 TNF-α 抗体，TNF-α 的激活是酒精性肝病的重要发病机制。抗 TNF-α 单克隆抗体与 TNF-α 结合后，可阻断其生物效应。临床试验显示，抗 TNF-α 抗体单独或与激素联用，均可改善酒精性肝炎的血清生化指标、病理组织学形态，耐受性良好。但仍需大规模随机对照研究，并进一步评估药物安全性。目前，有观点认为，当 MDF > 55 时，不宜应用。

多不饱和卵磷脂又名必需磷脂，能特异性地与肝细胞膜结合，稳定、修复肝细胞膜，促进肝细胞再生，减少肝脏氧化应激或脂质过氧化损伤，抑制肝星状细胞活化，起到防治肝纤维化的作用。

经活化的 S- 腺苷 -L- 蛋氨酸，可通过质膜磷脂和蛋白质的甲基化，影响线粒体和细胞膜的流动性，由转巯基作用，增加肝细胞内还原型谷胱甘肽、牛磺酸及硫酸根含量，减少氧自由基介导的肝损伤。

抗氧化剂治疗。尽管氧化应激和脂质过氧化损伤，在酒精性肝病的发病机制中起着重要作用，但至今尚无抗氧化药能有效防治酒精性肝硬化的临床报道。在 2006 年时，曾有专家作抗氧化药鸡尾酒疗法（维生素 A、维生素 C、维生素 E、硒、别嘌呤醇、去铁胺、N- 乙酰半胱氨酸）与糖皮质激素治疗的对照试验，中期评估发现激素治疗组生存率显著高于抗氧化剂组。另一项临床试验，也提示抗氧化药对提高重症酒精性肝炎患者的生存率无帮助。

三、野生药用真菌治疗

酒精性肝病患者一般都采用西医治疗，首先是给患者进行激素治疗，但激素治疗存在死亡率高、易感染等问题。如多不饱和卵磷脂可以防治肝纤维化，但很难有哪个患者的肝纤维化能产生逆转。对于患者而言，目前实际上尚无有效的治疗方法。因为酒精肝的起因虽是酒精，但肝纤维化、肝硬化的发生，就不只是一个酒的原因了，而是多种因素作用的结果。

要想治疗酒精性肝病的肝纤维化、肝硬化，达到普遍延长生存期的目的，我们必须找到能对多种病因与不明病因都起作用的药物群，才能有效地治疗。药物首先必须是无毒的，其次是多靶点，最后是药效好的。可以找到部分野生药用真菌，以达到这三点。大自然堪称伟大的化学师。针对不同的病情，可采用下述组方。

- 对于轻度酒精性脂肪肝的患者，只要戒酒就行。治疗伴有肝大、食欲不振、右上腹隐痛等症状，且病情较重的酒精性脂肪肝患者，可以用以下组方：云芝、树舌等 7 种药用真菌。一般服用半年左右。

- 对于酒精性肝炎（有肝纤维化）的患者，则应根据其临床表现在基础方上添加其他的各种真菌，其基础方为：云芝、树舌、桑黄等 10 种药用真菌。当有发热症状时可以添加毛革盖菌，恶心厌食可以添加毛蜂窝菌，肝区疼痛可以添加红缘层孔菌，腹泻可以添加猴头。当然，对于肝大、消化道出血、黄疸、脾大、营养不良、末梢神经炎、感染、急性肝功能衰竭等症状，则应添加相应的对症药用真菌。

- 对于酒精性肝硬化的治疗，应根据其临床表现，在基础方上添加其他的各种真菌，其基础方为：云芝、树舌、桑黄等 12 种药用真菌。对腹水、甲胎蛋白高、肝性脑病、肝肾综合征、肝肺综合征、肝性糖尿病、酒精性心肌病、胰腺炎、生育障碍、神经病变等症状，则应添加相应的对症的药用真菌。

对于酒精性肝病的患者，在戒酒情况下，用野生药用真菌组方进行调理，也许是目前堪称正确的一条路径。当然，患者也可以用西医的治疗方法。采用野生药用真菌组方治疗，一般 1 个月就可以见效，患者可自行到医院进行有关生化、超声及 CT 检查。但如果想治愈及改善症状，至少要坚持 6～12 个月的治疗。

第14章
非酒精性脂肪肝、
肝硬化的治疗

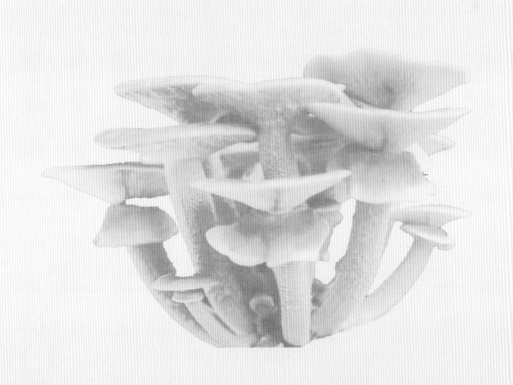

非酒精性脂肪肝是一种无过量饮酒史，以肝实质细胞脂肪变性和脂肪沉积为特性的临床病理综合征。主要包括单纯性脂肪肝、脂肪性肝病、脂肪性肝纤维化和肝硬化。

一、非酒精性脂肪肝的发病机制

非酒精性脂肪肝与代谢综合征的关系密切，被认为是代谢综合征的肝脏表现，后者以胰岛素抵抗为中心环节，同时伴有高血糖、高血压、肥胖、高甘油三酯和低高密度脂蛋白等多种代谢异常的综合征。目前，非酒精性脂肪肝已成为全球范围的肝脏疾病，并且有患者低龄化的趋势。

非酒精性脂肪肝主要分为原发性和继发性两大类，通常所指的非酒精性脂肪肝是原发性的，与胰岛素抵抗和遗传易感性相关；而继发性的非酒精性脂肪肝包括了由药物、全胃肠外营养、减肥后体重急剧下降、工业毒物中毒等病因所致的脂肪肝。除与代谢综合征有关外，非酒精性脂肪肝病与一些少见的脂质代谢病（如无 β- 脂蛋白血症）和存在严重胰岛素抵抗的罕见综合征（如脂肪萎缩性糖尿病和 Mauriac 综合征等）有关。非酒精性脂肪肝与药物的使用也有关，这些药物包括硫氮酮、胺碘酮、他莫昔芬、茚地那韦等。

非酒精性脂肪肝病的发病机制至今仍有争议。各种致病因素可通过以下一个或多个环节改变导致肝细胞内甘油三酯（TG）异常堆积：①高脂血症以及外周脂肪组织动员增加，脂肪酸输送入肝增多；②线粒体能量合成不足，线粒体功能障碍，脂肪酸在肝细胞线粒体内氧化磷酸化（β- 氧化）减少，转化为 TG 增多；③肝细胞合成脂肪酸和 TG 能力增强或从碳水化合物转化而来的 TG 增多；④极低密度脂蛋白合成不足或分泌减少，导致 TG 转运出肝细胞减少。结果肝细胞内 TG 合成与分泌之间的动态平衡受损，导致中性脂肪为主的脂质在肝细胞内异常沉积。

非酒精性脂肪肝病的病理生理学改变可以用"二次打击"学说加以解释。肥胖、2型糖尿病、高脂血症等伴随的瘦素及胰岛素抵抗，可引起良性的肝内脂肪堆积（单纯性脂肪肝），此即初次打击；脂肪堆积的肝脏发生氧化应激、脂质过氧化损伤，导致肝细胞酶的活性和线粒体功能受损，肝星状细胞激活、增殖，从而诱发炎症和纤维化，此即二次打击。非酒精性脂肪肝多伴有肥胖、2型糖尿病和脂质代谢紊乱，推测胰岛素抵抗、糖代谢紊乱可能参与了非酒精性脂肪肝的发生与发展。另一方面，脂肪肝亦可促进胰岛素分泌增加、加剧胰岛素抵抗，从而形成恶性循环。此外高瘦素血症和瘦素抵抗亦可能参与非酒精性脂肪肝的肝纤维化。

二、非酒精性脂肪肝的症状

绝大多数脂肪肝患者无任何症状。在常规体检中偶然发现肝大，或有ALT、AST、ALP等酶轻、中度增高。也可在超声、CT检查时，提示存在着脂肪肝。乏力可能是最常见的症状，但与组织学损伤的严重程度没有相关性。部分患者自觉有右上腹轻度不适、隐痛或上腹胀痛等非特异性症状。严重脂肪肝可出现皮肤瘙痒、食欲减退、恶心、呕吐等症状。有失代偿期肝硬化的患者，可出现腹水、食管及胃底静脉曲张破裂出血、肝性脑病。黄疸常常发生于非酒精性脂肪肝的晚期。

专科体检30%～100%的患者存在肥胖，50%患者有肝大，但肝脏表面光滑、边缘圆钝、质地正常或稍硬，无明显压痛。小部分患者有肝掌、蜘蛛痣等慢性肝病的特征。进展至肝硬化时，患者可出现黄疸、水肿、扑翼样震颤以及门静脉高压等症状。

三、非酒精性肝硬化的治疗

治疗主要应针对不同的危险因素，包括病因治疗、药物治疗等。

（一）病因治疗

针对原发病和危险因素予以治疗，如减肥、合理控制血糖和血脂、纠正营养失衡等。控制饮食和运动量是治疗的关键。每日摄入能量最初为 30～35cal/kg 标准体重，逐步降至 25cal/kg 标准体重，其中 20% 为蛋白质、30% 为脂类、50% 为碳水化合物。同时辅以运动，如每天步行 10 000 步，加上两次 20min 慢跑，可对部分患者有效。

（二）药物治疗

1. 降血脂药物

包括以降低甘油三酯为主的氯贝丁酯类，以降低胆固醇为主的 HMG-CoA 还原酶抑制药、弹性酶。至今尚无降脂药物对肝内脂肪沉积有减轻作用的证据。甚至有学者报道部分药物使脂质沉积于肝，本身对肝脏有毒性。因此不伴高脂血症的非酒精性脂肪肝病患者，原则上不用降血脂药物，伴有高脂血症的患者则在综合治疗的基础上应用降血脂药，但需适当减量和监测肝功能，必要时联用保肝药物。

2. 护肝去脂药

磷脂类具有膜稳定作用，同时对机体脂肪的吸收、转运和多价不饱和脂肪酸的储存起着重要作用。S- 腺苷甲硫氨酸也可用于脂肪肝的治疗。

3. 熊去氧胆酸

具有增加胆汁中脂质的分泌、膜稳定、细胞保护、抗凋亡及免疫调节等作用。

4. 抗氧化药

包括维生素 A、维生素 E、还原型谷胱甘肽、水飞蓟宾、牛磺酸、硒、N- 乙酰半胱氨酸等，具有抗氧化作用，可以用于脂肪肝的治疗。

5. 其他

改善胰岛素抵抗状况，如二甲双胍，可促进胰岛素与其他受体的结合，改善外周组织利用葡萄糖的功能；噻唑烷二酮类可增加肝脏和肌肉对胰岛素的敏感性，抑制脂质过氧化及 TNF-α 活性，调节血糖和游离脂肪酸水平。抗细胞因子，如使用可溶性细胞因子受体、中和抗细胞因子抗体及抗 TNF-α 抗体等。减少内毒素水平，如应用乳酸菌等调节肠道菌群，用抗生素净化肠道，应用乳果糖等。

四、野生药用真菌的治疗

以上的治疗，只能部分地治标，对于病情严重的患者，效果更是微乎其微。那么，患者应该怎么办呢？医生都知道，非酒精性脂肪肝病是包括代谢综合征等多因素引起的疾病，而几乎所有患者都希望能够标本兼治。野生药用真菌组方适用于非酒精性脂肪肝的患者，尤其是重症脂肪肝和肝纤维化、肝硬化的患者。本书作者根据近年来治疗非酒精性脂肪肝病的临床经验，总结了以下组方。

对于非酒精性脂肪肝，同时伴有瘙痒、食欲减退、肝掌、蜘蛛痣、恶心、呕吐、转氨酶高的患者，可以单独或配合西药联合使用野生药用真菌。组方为：粗毛黄褐孔菌、硫黄菌、薄树芝等 8 种药用真菌。

治疗非酒精性脂肪肝患者的基础方为：粗毛黄褐孔菌、硫黄菌、树舌、桑黄等 11 种药用真菌。对于伴有腹水的患者，可添加猪苓、茯苓；对于伴有门静脉高压、脾大的患者，可添加东方栓菌、毛革盖菌（图 14-1）；对于伴有食管及胃底静脉破裂出血的患者，可添加大马勃（图 14-2）、肉球菌；对于伴有肝性脑病的患者，可添加蜜环菌（图 14-3）、蝉花、红缘层孔菌（图 14-4）、僵蚕；对于伴有肝肾综合征的患者，可添加白耙齿菌、毛蜂窝菌（图 14-5）、金顶侧耳等。这里添加的真菌药材，基本上都是对症的。

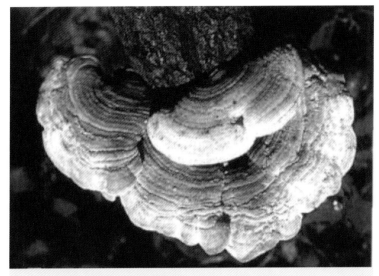

▲ 图 14-1　革盖菌（Coriolus hirsutus）

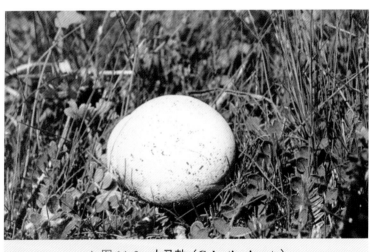

▲ 图 14-2　大马勃（Calvatia gigante）

　　对于非酒精性脂肪肝患者，治疗的重要辅助手段之一是减肥。非酒精性脂肪肝病发展至晚期肝硬化、肝功能衰竭、门静脉高压综合征和肝癌时，可危及患者的生命，此时，可以考虑进行肝移植。然而，非酒精性脂肪肝患者在肝移植后极易复发，并迅速从单纯性脂肪肝发展为脂肪性肝炎和肝硬化，其原因可能与遗传以及术后持续性高脂血症、糖尿病、皮质激素治疗等有关。患者都希望有生命质量地活着，而对于不适

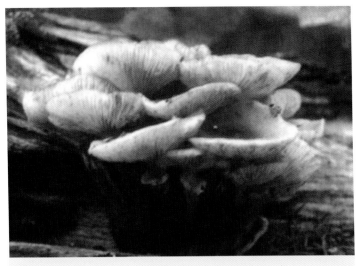

▲ 图 14-3 蜜环菌（**Armillaria mellea**）

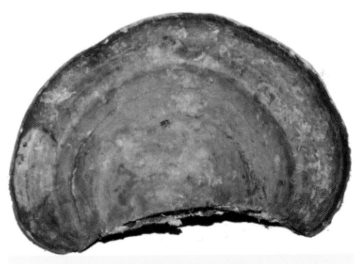

▲ 图 14-4 红缘层孔菌（**Fomitopsis pinicola**）

于肝移植手术的患者，本书作者在推荐一个组方，这个组方可以让很多人远离死亡。组方为：云芝、树舌等 15 种药用真菌。

对于重度脂肪肝、肝纤维化、肝硬化及其失代偿期的患者，采用野生药用真菌组方治疗，一般 1 个月就可以见效，患者可自行到医院进行有关生化、超声及 CT 检查。但如果想治愈及改善症状，至少要坚持 6～12 个月的治疗。

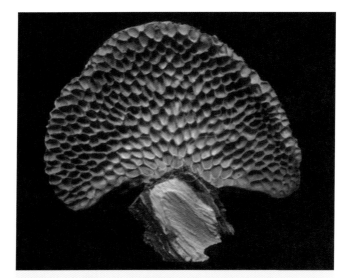

▲ 图 14-5　毛蜂窝菌（Hexagona apiaria）

第 15 章
药物性肝病、
肝硬化的治疗

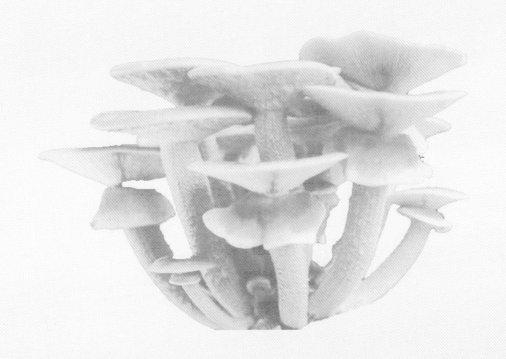

药物性肝病是指药物和（或）其代谢产物引起的肝损伤，而药物是引起肝损伤的常见病因。目前已发现有上千种药物可引起肝损伤，其中包括医学处方药物及人们因治疗、营养等目的使用的非处方药物和中草药。药物性肝病约占所有药物不良反应的 6%，所有黄疸和急性肝炎患者的 5%，非病毒性慢性肝炎患者的 20%～50%，并且是引起暴发性肝衰竭的重要原因之一。它可以发生在以往没有肝病史的健康人或原来就有严重肝病的患者。

一、药物性肝病的发生机制

药物性肝损伤中只有少部分是由有剂量依赖毒性药物引起的，而绝大多数是特异性反应，机制不明确，难以预测，可能与环境和遗传易感因素有关。肝脏是药物清除、生物转化和分泌的主要场所。肝脏能通过多种机制适应低水平的肝毒性，然而当药物代谢过程中毒反应性产物的产生超过他们能安全排泄的速率时，就会引起肝损伤。药物性肝损伤的机制还包括药物本身的毒性，免疫过敏反应，代谢过程中由肝实质摄取、经胆盐及有机阴离子的转运和排出功能异常等方面。

（一）药物性肝损伤的非免疫机制

某些药物（如对乙酰氨基酚）在肝内 P_{450} 酶作用下可转化为毒性代谢产物，产生亲电子基和氧自由基，引起肝内谷胱甘肽耗竭，并与蛋白质、核酸和脂质等大分子物质共价结合，引起脂质过氧化，破坏线粒体、细胞骨架、微管、内质网及细胞核功能，结果导致肝细胞变性、坏死、凋亡，是其对炎症介质的敏感性增高。

如果药物及其代谢产物引起肝窦底侧膜的摄取障碍、肝细胞分泌胆汁功能被破坏、毛细胆管膜上的转运器功能障碍，则可导致药物性胆汁淤积。

（二）药物性肝损伤的免疫过敏机制

药物反应性代谢产物可以改变肝细胞的蛋白质来形成新抗原，以半抗原复合物的形式获得抗原性，通过诱导自身抗体的产生来启动细胞免疫及体液免疫反应，最终引起免疫介导的肝损伤。

（三）易感因素

许多获得和遗传性因素都与药物性肝损伤的发生危险性有关。对于老年人，新生儿，营养不良者，已患有肝、肾疾病的患者，应适当调整用药剂量。

二、药物性肝病的临床表现

药物性肝病可以因肝损伤药物的种类及机制不同，而出现所有急慢性肝胆疾病的类似表现。而最多见的是急性肝炎或胆汁淤积。以急性肝炎表现为主者，常有全身症状如发热、乏力、食欲缺乏、黄疸等，血清转氨酶增高（2～30倍），血清碱性磷酸酶（ALP）和白蛋白受影响较小（ALT/ALP ≥ 5）。高胆红素血症和凝血酶原时间延长，与肝损伤的严重程度有关。病情较轻者，停药后短期能恢复（数周至数月）。重者发生暴发性肝衰竭，出现进行性黄疸、凝血异常和肝性脑病，常发生死亡。药物性肝损伤是引起急性肝衰竭的常见原因之一。

以胆汁淤积为主的药物性肝病的表现主要有黄疸、ALP 增加和瘙痒。其临床与实验室表现与肝内胆汁淤积、肝外胆道梗阻、急性胆管炎相似，有发热、黄疸、上腹痛、瘙痒、右上腹压痛及肝大伴血清转氨酶轻度增高、ALP 明显增高（2～10倍）、ALT/ALP ≤ 2（混合型 ALT/ALP 为 2～5），结合胆红素明显升高（34～500μmol/L），胆盐、γ- 谷氨酰转肽酶（γ-GT）、脂蛋白 -X 及胆固醇升高，而抗线粒体抗体为阴性。一般停药后 3 个月到 3 年可恢复，少数出现胆管消失病伴慢性进展性过程。偶尔出现不可逆的胆管损伤而进展为胆汁性肝硬化。

以过敏反应为主的急性药物性肝病，常有发热、皮疹、黄疸、淋巴结肿大，伴血清转氨酶、胆红素和 ALP 中度增高，药物接触史常较短（4 周以内）。疾病严重程度与药物剂量之间无肯定联系；再次给药时，不仅疾病严重程度增加，而且潜伏期也缩短，以患者血清中存在自身抗体为其特点。

药物引起的慢性肝炎与自身免疫性慢性肝炎的临床表现相似，可以轻到无症状，也可以重到发生伴肝性脑病的肝衰竭。生化表现与慢性病毒性肝炎相同，有血清转氨酶、γ-GT 的升高，进展型可导致肝硬化伴低蛋白血症及凝血功能障碍。

三、药物性肝病的真菌治疗

药物性肝损害重在预防，应严格掌握药物的适应证，不可滥用药物，应避免同时使用多种药物，特别是要谨慎使用那些在代谢中有相互作用的药物，尽可能了解将服用的药物与肝损伤的可能关系，避免不必要的服药、避免服药时饮酒，不要重新给予引起肝损伤的药物是治疗的关键，但这是很难的。

现代医学认为，早期清除和排泄体内药物是成功处理大多数药物性肝损伤的关键，服药 8h 内可通过洗胃、导泻等清除胃肠残留的药物。但我们今天的药物性肝病，大多数都是慢性的，出现了肝纤维化、肝硬化、肝坏死、转氨酶增高、丙氨酸转移酶升高、脾大、严重肝损伤、门静脉高压、肝衰竭、进行性黄疸、凝血异常和肝性脑病。对于以上的各种临床表现，现代医学尚无有效治疗方法，而野生真菌组方在治疗药物性肝病方面效果是好的，特别是其中各种抗氧化物的含量非常高。同时，所含各种三萜类物质、甾醇类物质、多糖类物质，能修复和停止药物对肝脏的损伤，解除药物对肝脏的毒性。

- 对于伴有肝纤维化的患者，可以用以下组方进行治疗：云芝、树舌、桑黄等7种药用真菌。
- 对于肝硬化患者，可以用以下组方进行治疗：云芝、树舌、桑黄、香栓菌（图15–1）等9种药用真菌。

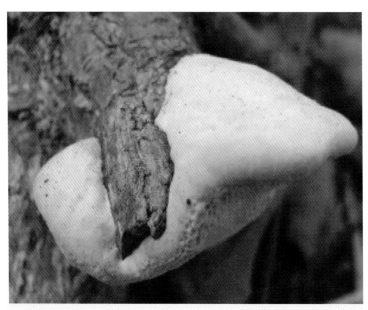

▲ 图15–1　香栓菌（Trametes suaveolens）

- 对于肝坏死的患者，可以用以下组方进行治疗：云芝、树舌、桑黄、香栓菌等9种药用真菌。
- 对转氨酶增高、丙氨酸转移酶升高，有严重肝损伤的患者，可以用以下组方进行治疗：云芝、树舌、桑黄、金顶侧耳等10种药用真菌。
- 对于脾大、门静脉高压的患者，可以用以下组方进行治疗：云芝、树舌、桑黄等8种药用真菌。
- 对于肝衰竭、进行性黄疸、凝血异常的患者可以用以下组方进行治疗：云芝、金顶侧耳、树舌等11种药用真菌。

• 对于肝性脑病的患者可以用以下组方进行治疗：云芝、树舌、紫芝（图15-2）等19种药用真菌。

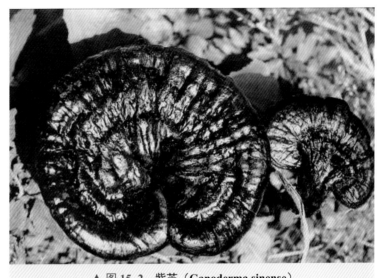

▲ 图 15-2 紫芝（Ganoderma sinense）

当然，还有人工肝及肝移植术两个方法，这又有多少人会选择人工肝及肝移植呢？要治疗好药物性肝病，就需要从多方面入手：解除毒素，促进肝区微循环，阻止肝纤维化等。而人工肝可以清除部分毒素，但它只能延长一段时间的生存期。而肝移植大多数人是无缘的，首先肝源是一个问题，再就是排异反应，还有适应证的问题，最后就是高昂的医药费用。以上的原因就是让大多数患者无法选择肝移植手术。

在治疗药物性肝病的野生真菌组方中，有一味中药值得被重视，那就是野生紫芝。因为对野生的紫芝，本书作者做了很多实验，用来治疗尘肺和毒蕈中毒，而导致尘肺的因素包括多种化学有害物对肺部的损害。据《灵芝研究专题讨论会论文摘要集》（1991）记载，"紫芝多糖对急性吗啡依赖小鼠的免疫功能低下有拮抗作用，可应用于戒烟综合治疗"。野生紫芝对小鼠因注射四氯化碳引起的谷丙转氨酶升高及肝脏三酰甘油的蓄积，有明显降低作用；并能减轻乙硫氨酸引起的脂肪肝，促进肝脏再生，加强肝脏解毒功能；对用洋地黄和吲哚美辛引起的实验小鼠中毒，可使死亡率明显下降（参考《药学通报》）。

今天寻找各种药物的时候，最好是走向大自然。大自然是无私的化学家，它可以为我们提供各种自然无毒性的药物，只是需要我们走进森林而已。

一般使用药用真菌组方，1～2 个月就可见效，疗程以 6～12 个月为好。

第 16 章
自身免疫性肝病、肝硬化的治疗

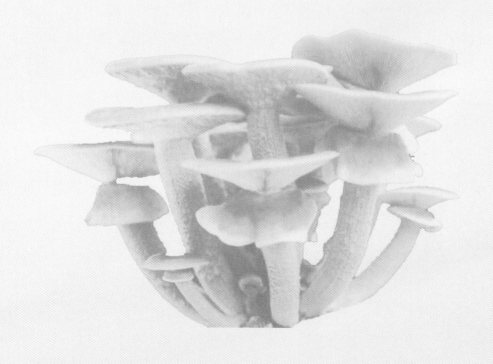

自身免疫性肝病（AIH）又被称为自身免疫性肝炎，这是一类病因尚不十分明确，但均具有一定自身免疫基础的非化脓性炎症性肝病。目前，被普遍接受的是人类慢性自身免疫性疾病的病理机制，机体对自身组织蛋白失去耐受，导致自身抗体、自身致敏淋巴细胞的产生，攻击自身靶细胞和组织，进而使其产生病理改变和功能障碍。有较多认同的假说是外源性抗原和自身抗原之间的分子模拟，用来解释自身耐受的破坏和多种自身免疫性疾病出现在同一个体。

一、自身免疫性肝病的临床过程

当具有某种遗传体质的人接触某种具有促发作用的环境因素，发生免疫调节异常，激发自身反应性淋巴细胞针对肝脏抗原的自身反应时，就会引起以肝组织进行性、坏死性炎症损伤和纤维化为病理表现的自身免疫性肝病。

自身免疫性肝病的发生通常呈隐袭性，很长一段时间患者完全无症状。就诊时，大多数患者会诉说一种或多种症状、体征，持续时间长达数月或两年以上。本病也可呈现急性、亚急性甚至暴发性发作，临床上很难与急性病毒性肝炎相区别。急性发病大多是疾病进展或恶化的结果，患者一般先前已存在慢性肝损害的过程。女性患者占大多数（80%）。发病的年龄分布呈双峰型，即青春期（15—24岁）和女性绝经期前后（45—64岁）2个发病高峰。年轻患者病情多较严重，糖皮质激素难以控制病情，而年长患者病情趋于缓和，易用免疫抑制药控制。

（一）自身免疫性肝病的症状

患者就诊时最常见的主诉是极度疲乏、嗜睡，并伴有不适、恶心、无食欲等，其他症状依次可有厌食、体重减轻、右上腹不适或疼痛、皮肤瘙痒、关节肌肉疼痛、皮疹、发热等。这些症状可出现于任何体征之前数周。不可忽视的是 10% 的患者无任何症状，这些患者常因肝功能检查、健康体检或因其他疾病就诊而被发现。本病还常伴有肝外免疫性疾病。一些以单一症状如严重关节疼痛、皮疹就诊的患者，就诊时易被误诊为风湿病或皮肤科疾病。一部分患者在治疗其他疾病时，出现肝病的症状、体征或因肝功能检查异常而怀疑本病。

（二）自身免疫性肝病的体征

最常见的体征是黄疸，通常较严重，皮肤巩膜黄染、尿色深黄、大便呈白陶土色等都可能出现。不过，也有 25% 的患者表现为隐形黄疸。除黄疸外，其他依次出现的体征有肝大、蜘蛛痣、脾大、腹水、外周水肿、呕血及黑粪等。8% 的患者以呕血、黑粪就诊，并以此为肝病的第一征象，而无其他任何症状或体征，30% 的患者就诊时已有肝硬化，提示相当大部分患者在出现明显的症状和体征前，已有较长的病程。

二、自身免疫性肝病的治疗

自身免疫性肝病一经诊断，就要考虑采用相应药物治疗。但一般仅对病情严重且快速进展的患者使用免疫抑制药治疗。对于尚不满足绝对指征的患者，应基于临床判断采用个体化的治疗方案。对于失代偿的患者，也应考虑激素治疗。

（一）免疫抑制药治疗

用免疫抑制药进行治疗，有几个绝对负面指征：①血清氨基转移酶至少是正常值的 10 倍；②血清氨基转移酶至少是正常值的 5 倍，而丙种球蛋白至少是正常值的 2 倍；③病理组织学检查显示桥接坏死或多小叶坏死、界面性肝炎（重度、融合）。相对指征是乏力、关节痛、有黄疸症状，血清氨基转移酶、丙种球蛋白水平低于绝对指征，有轻、中度界面性肝炎。对无活动性肝硬化、既往对泼尼松和硫唑嘌呤不耐受、已有共存疾病者，不应采取免疫抑制药治疗，也就是无指征。

（二）免疫治疗方案

治疗应持续进行，直到疾病缓解、确定治疗失败、未出现预期效果、出现严重药物的不良反应。

1. 疾病缓解

约 65% 的患者经治疗后缓解，表现为临床症状缓解，肝功能恢复正常（血清转氨酶水平正常或小于正常 2 倍），组织学上没有活动性肝炎的证据（肝组织正常或仅显示少量炎症，没有界面性肝炎）。必须经肝活检证实有组织学改善再逐渐停药（停药时间应不少于 6 周），过早中断治疗是复发的常见原因。在停药期内，应每 3 周进行血清天冬氨酸氨基转移酶、胆红素、丙种球蛋白的检查，治疗结束后，也应经常（至少 3 个月 1 次）复查以监测是否出现复发。

2. 复发

复发是指在停药过程中或之后症状重新出现，血清谷草转氨酶水平上升到正常上限的 3 倍以上或组织学检查至少又出现门静脉周围炎性改变。在 6 个月内，至少 50% 的患者会复发，而 3 年内的复发率高达 70%。复发后再进行治疗，可诱导再次的缓解，但停药之后常常出现另一次复发。复发患者比那些停药后持续缓解者，更容易发展为肝硬化或死于肝衰竭，而最常见的多次复发和重新治疗的不良影响，却是与药物有关的不良反应。对于复发多于 1 次的患者，可以联合泼尼松和硫唑嘌呤进行治疗，也可以用低剂量的泼尼松进行治疗，还可以单用硫唑嘌呤进行治疗。

3. 治疗失败

一部分患者在治疗过程中出现临床、生化或组织学表现的恶化，称为治疗失败。对于这些患者，应重新考虑自身免疫性肝炎的诊断，进一步排除其他因素如病毒、药物、毒素、酒精等的影响，评估患者对于治疗方案的依从性。排除上述因素后，可采用大剂量泼尼松（60mg/d）或泼尼松（30mg/d）联合硫唑嘌呤（150mg/d）治疗至少1个月，如果病情持续改善，则每月减少泼尼松日剂量10mg和硫唑嘌呤50mg，直到一般的维持剂量。治疗失败的患者大部分具有活动性组织学变化和皮质激素依赖性，因此常常发生严重的药物相关并发症或出现肝衰竭。

4. 不完全反应（效果）

约13%的患者，在治疗中临床、实验室、组织学表现仅部分改善；3年后未获得缓解，但病情无加重。这时，药物应减少到防止病情加重的最低剂量。

5. 药物不良反应

可能发生不能耐受的容貌变化、骨质疏松症状、情绪不稳定、难以控制的高血压、脆性糖尿病、进行性血细胞减少。出现以上症状时，应调整剂量并维持能够耐受的药物剂量，还可以根据不良反应的程度停用那些产生不良反应的药物。

（三）其他免疫抑制药物

除皮质激素和硫唑嘌呤外，其他可适用于自身免疫性肝病治疗的药物，还有环孢素［5～6mg/(kg·d)］、6-巯基嘌呤、酶酚酸酯、甲氨蝶呤、FK506（2次/日，每次4mg）、第二代皮质激素布地奈德、细胞保护性药物多聚不饱和磷脂酰胆碱、熊去氧胆酸、免疫球蛋白、胸腺激素等，以及新的用于移植的抗排异免疫抑制药西罗莫司和布喹那等，但尚缺少有效的临床随机对照研究结果。

三、肝移植的治疗

对于自身免疫性肝病皮质激素治疗中或治疗后复发的失代偿期肝硬

化患者，可以考虑进行肝移植手术。对没有治疗过的失代偿期患者，应使用皮质激素或其他免疫抑制药，作为防止和延迟移植手术的补救治疗措施。移植后 5 年存活率超过 80%。肝移植后有一些受体的自身免疫性肝病可能复发，主要发生于免疫抑制不充分或 *HLA-DR3* 基因与供体不匹配的患者。对于移植后复发的患者，可通过调整使用免疫抑制药的方案来达到控制。对于自身免疫性肝病，现代医学没有更好的治疗办法。但目前，只有使用激素来进行治疗，而激素只能减轻、缓解病情，却不能治愈。

刚检查出来的免疫性肝病患者，一般都会在医院采用激素治疗方案。经过治疗以后，肝功能恢复正常，即血清转氨酶水平恢复正常或是小于正常值，加上肝活检组织学上没有活动性肝炎证据，也就是肝组织正常或仅有少量炎症、没有界面性肝炎，就算缓解和改善。然后逐渐停药，中断治疗又成为复发的常见原因。实际上，对于现代医学来说，要治愈早、中期的自身免疫性肝病是不可能的。那么，怎么办呢？许多医生对野生药用真菌不熟悉。本书作者认为，使用常规的治疗，同时服用药用真菌，就是中、西药的结合，因为它们之间没有冲突，还可以互补，也许半年以后，患者就可以缓解或治愈了。使用哪些药用真菌可以治疗自身免疫性肝病呢？可以根据个体的情况，按下述真菌组方进行治疗。

- 用云芝、树舌等 7 种药用真菌等组成组方，至少应服用半年以上或与西药同步。同时，临床上的患者可能还有其他一些疾病，则可将补充治疗这些疾病的药用真菌加进去。
- 对于黄疸、尿色深黄、白陶土色大便的患者，可以单独或配合西药使用以下组方：云芝、树舌等 9 种药用真菌。
- 对于有蜘蛛痣、脾大的患者，可以单独或配合西药使用以下组方：云芝、树舌等 10 种药用真菌。
- 对于有腹水、周围水肿的患者，可以单独或配合西药使用以下组方：云芝、树舌等 12 种药用真菌。

- 对于甲胎蛋白高于正常值的患者，可单独或配合西药使用以下组方：云芝、树舌、桑黄、赤芝等 12 种药用真菌。

对于西医治疗失败的患者，当然，还有一个办法，那就是肝移植手术。肝移植是一条路，但却面临不少问题，首先是哪里可找到相匹配的肝源？其次是患者的身体条件能否承受这个手术？而这第二个问题就足以让大多数人对肝移植望而却步。对于肝移植的自身免疫性肝病患者，可以使用以下真菌组方。

- 患者没有腹水，可用云芝、树舌、赤芝、桑黄等 15 种药用真菌。
- 患者有腹水，可在以上组方的基础上加茯苓、猪苓。
- 如果患者有感染性炎症，可以在治疗无腹水患者的组方基础上，加东方栓菌等 3 种药用真菌。

有多位自身免疫性肝硬化的患者，在西医治疗失败后，使用野生药用真菌组方，进行 1 年左右的治疗，治愈了。为什么能治愈呢？这是因为野生药用真菌里有全面抑制肝纤维化的药物，同时还没有任何不良反应。我们治病一定要非常清楚所使用药物的作用。

用野生药用真菌组方进行治疗，一般需要半年以上、2 年以内的时间，因自身免疫性肝病的特殊性，治疗应该坚持不懈。一般患者只要能坚持使用 1 个月的真菌，就能看到相关指标向好的方向变化，自身感觉也有好转。

第 17 章
原发性肝癌的治疗

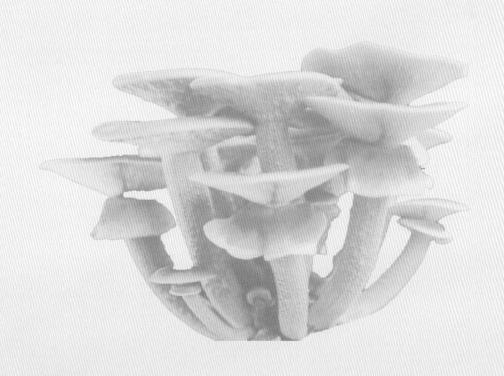

原发性肝癌（以下简称肝癌）是我国常见的恶性肿瘤之一。据20世纪90年代统计，肝癌的死亡率为20.37/10万，在恶性肿瘤死亡顺位中占到第2位，在城市中仅次于肺癌，农村中仅次于胃癌。不过，由于血清甲胎蛋白检测的临床应用和各种影像学技术的进步，特别是血清甲胎蛋白检测和超声显像用于肝癌高危人群的监测，使得肝癌能够在无症状和体征的亚临床期作出诊断。加之外科手术的成熟，以及各种局部治疗等非手术方法的发展，使肝癌的预后较过去有了明显提高。

一、肝癌的发病因素

根据高发区流行病学的调查及分子生物学研究的进展，病毒性肝炎和肝硬化与肝癌的发病关系密切。

在我国，特别是东南沿海的肝癌高发区，乙型肝炎慢性携带者占人群的10%～15%，而在原发性肝癌的患者中，有乙型肝炎感染背景者占90%以上。乙型肝炎病毒引起肝癌的可能机制包括：①肝炎引起的反复肝细胞损伤和肝细胞再生，增加了肝细胞对其他的致癌因素如黄曲霉毒素的敏感性；②因乙型肝炎病毒DNA整合入肝细胞的基因组中，病毒的启动子或增强子可能激活癌基因；③乙型肝炎病毒转录翻译产物如X蛋白，具有反式激活作用，不仅能够致癌，而且还能干预体细胞DNA的修复，增加发生癌变的机会。

在日本和欧洲国家的肝癌患者中，丙型肝炎（HCV）抗体阳性率显著高于普通人群。在西班牙，肝癌患者中HCV抗体的阳性率为75%，而无肝炎对照人群只有7.3%；在意大利，肝癌患者中HCV抗体的阳性率达到65%；在日本，肝癌患者中HCV抗体阳性率为70.3%。不过，中国的肝癌患者HCV抗体的阳性率在10%以下。丙型肝炎的致癌机制还不够明确，HCV可能通过非特异性的机制，引起肝癌的发生。例如HCV引起肝细胞反复的损害和增生。

有报道显示，我国的 500 例肝癌尸检材料中，肝癌和肝硬化的合并率为 83.6%，这提示肝硬化和肝癌有密切关系。我国肝硬化的主要病因为病毒性肝炎，特别是乙型病毒性肝炎。而在西方国家，酒精是引起肝硬化的主要病因。在德国，93% 的肝癌患者有肝硬化，其中只有 9.3% 的患者是乙型肝炎表面抗原阳性。肝硬化是肝细胞受到肝炎病毒、酒精等因素长期损害的结果，在这些病理因素的长期损害下，肝细胞反复损伤、增生，甚至发生不典型的增生，从而对各种致癌因素敏感，经多病因、多阶段的损伤，由多基因突变的事件而发生癌变。

二、肝癌的临床表现

（一）亚临床肝癌或小肝癌

肝癌起病常隐匿，不少肝癌是在体检或普查中发现的，这些肝癌患者既无症状、也无体征，只是表现为甲胎蛋白升高和影像学上的肿块，这样的病例就称之为亚临床肝癌。在这些亚临床肝癌中，相当一部分肝癌病灶的直径小于 5cm，被称为小肝癌。故多数小肝癌为亚临床肝癌，但也有不少肿瘤直径大于 5cm，没有症状和体征，故亚临床肝癌也包括了一部分病灶直径大于 5cm 的肝癌病例。

（二）典型症状

肝区疼痛、乏力、食欲不振、消瘦是最具特征的临床症状。一旦出现症状而来就诊时，大多数已处于中晚期。不同阶段的肝癌，其临床表现有明显的差别。

1. 肝区疼痛

这是最常见的症状，多为肝区间歇或持续性的钝痛或胀痛，因癌症病灶迅速生长使包膜绷紧所致。如果肿瘤侵犯膈肌，疼痛可放射至右肩，而被误诊为肩周炎；左叶肝癌可出现上腹疼痛，而被误诊为溃疡病、胃炎等；向右生长的肿瘤可致右腰疼痛。突然发生的剧烈的肝区疼痛或腹痛，提示有癌结节的破裂出血，可有腹水、腹膜刺激征和休克等临床表现。

2. 消化道症状

可有胃纳差、消化不良、恶心、呕吐等，因缺乏特异性而易被忽略。腹水或门静脉癌栓可导致腹胀、腹泻等症状。

3. 消耗表现

乏力、消瘦、全身衰弱，晚期患者可呈恶病质。

4. 发热

一般为低热，偶尔达 39℃ 以上，呈持续性发热或午后低热或弛张型高热。

5. 全身症状

癌肿本身代谢异常或癌组织对机体发生各种影像引起的内分泌或代谢方面的综合征称之为伴癌综合征，有时可先于肝癌本身的症状，提示肝癌的诊断，应予重视。常见的全身症状有：①自发性低血糖。有 10%～30% 的患者出现这种症状。原因可能是肝癌细胞异位分泌胰岛素或胰岛素样物质，肿瘤抑制胰岛素酶并分泌一种胰岛 B 细胞刺激因子，糖原贮存过多，肝癌组织过多导致消耗大量葡萄糖所致。此症严重时可引起昏迷、休克，甚至导致死亡。正确判断和及时对症处理可避免患者死亡。②红细胞增多症。2%～10% 患者可有此症，可能因循环系统中红细胞生成素增多引起。③其他全身症状。罕见的有红细胞增多症、高钙血症、类癌综合征、性早熟和促性腺激素分泌综合征、皮肤卟啉症、异常纤维蛋白原血症等，可能与肝癌组织的异常蛋白合成、异位分泌激素及卟啉代谢紊乱有关。

6. 肿瘤转移所致症状

肿瘤转移之处有相应的症状，有时成为肝癌的首发症状。如转移至肺部可引起咳嗽咯血，胸膜转移可引起胸痛和血性胸水。癌栓栓塞肺动脉及其分支可导致肺栓塞，引起突然发生严重的呼吸困难、低氧血症和胸痛；癌栓阻塞下腔静脉，可出现下肢严重水肿，甚至血压下降；阻塞肝静脉可出现 Budd-Chiari 综合征，亦可出现下肢水肿。转移至骨可引起局部疼痛和（或）病理性骨折；转移至脊柱也可出现相应的症状和体征。颅内高压可导致脑疝，而致患者突然死亡。

（三）肝癌的体征

1. 肝大

进行性肝大为最常见的特征性体征之一。肝质坚硬，表面及边缘不规则，常呈结节状，少数患者肿瘤在肝实质内则肝表面光滑，有时伴明显的压痛。肝右叶膈面癌肿可使右侧膈肌明显抬高。

2. 脾大

多见于合并肝硬化与门静脉高压的病例。可能是因为门静脉、下腔静脉癌栓形成或肝癌压迫门静脉、下腔静脉导致的。

3. 腹水

呈草黄色或血性，多因为合并肝硬化、门静脉高压、门静脉或下腔静脉癌栓所致。腹腔内种植可引起血性腹水。肝癌破裂可从腹腔内抽出不凝血。

4. 黄疸

当癌肿广泛浸润可引起肝细胞性黄疸，如侵犯或压迫肝内胆管或肝门淋巴结压迫肝管，可引起梗阻性黄疸。

5. 转移灶相应的体征

可有锁骨上淋巴结肿大，胸膜转移可出现胸腔积液或血胸。骨转移可见骨骼表面向外突出，有时可出现病理性骨折。脊髓转移压迫脊髓神经可表现为截瘫，颅内转移可出现偏瘫等神经系统病理特征。

肝癌分期主要参照国际抗癌联盟的 TNM 分期，根据肿瘤大小、分布、门静脉癌栓、淋巴结侵犯、有无远处转移等因素分期。该分期的优点是比较准确地反映了肿瘤的临床、病理特征，缺点是缺乏对肝功能状态的考虑。而后者和肝癌的预后有着密切关系。因此，中国的抗癌协会肝癌专业委员会在 1999 年制定了我国的肝癌分期标准，包括了肿瘤的特征和肝功能状态等方面。同样，巴塞罗那肝癌临床小组也制定了肝癌的分期，不仅包括了肿瘤的特征和肝功能状态，而且把治疗方案和肿瘤分期也结合了起来。

（四）肝癌并发症

并发症可由肝癌本身或并存的肝硬化引起，常见于病程的晚期，故常是致死的原因。

1. 肝性脑病

常为终末期的并发症，占死亡原因的 34.9%。消化道出血、大量利尿或高蛋白饮食等是常见的诱因。

2. 消化道出血

占死亡原因的 15.1%。合并肝硬化或门静脉、肝静脉癌栓者可因门静脉高压而引起食管及胃底静脉曲张破裂出血。也可因胃肠黏膜糜烂、凝血机制障碍等出血。

3. 肝癌结节破裂出血

发生率为 9%～14%。肝癌组织坏死、液化可致自发破裂或因外力而破裂。如限于包膜下可有急骤疼痛，若破入腹腔可引起急腹症、腹膜刺激征等，严重者可致出血性休克或死亡。轻者经数天后出血停止，疼痛减轻。

4. 血性胸、腹水

膈面肝癌可直接浸润或经血流、淋巴转移引起血性胸水，常见于右侧。血性腹水可因腹腔种植转移或肝硬化凝血障碍而致。

5. 继发感染

因癌肿长期消耗，机体抵抗力减弱，尤其在放射或化学治疗后血白

药用真菌治疗肝硬化

细胞下降者，易并发各种感染，如肺炎、肠道感染、自发性腹膜炎、真菌感染等。

三、肝癌的药用真菌治疗

对于原发性肝癌，大部分患者一旦确诊，一般经过手术、化疗、放疗后几个月时间就死亡了，怎样能让患者提高生存率，这是目前肝癌治疗的重要焦点。本书作者通过几十年的实践，从一种药用真菌开始，到十几种野生药用真菌相配合，终于可以让部分肝癌患者不再复发，也可以让更多患者延长生存期。这个治疗方法，以扶、防、治相结合为原则。扶，就是提高、修复、平衡患者的免疫系统；防，指防止肿瘤的复发、转移；治，即杀灭患者残留的癌细胞。因为肝硬化本身异常复杂，要治疗好肝硬化很难，而肝癌一般又是与肝硬化并发的又一复杂恶性病变。所以说，治疗肝癌的难度极大。怎样找到治疗肝癌的药物？本书作者在不断的治疗实践中，用云芝、树舌、灵芝等9种药用真菌等相配合，用于肝癌患者。但用这个组方使用了一段时间，发现还是有缺点，怎么办呢？作者又在这个组方的基础上加上了桦褐孔菌等3种药用真菌，结果，效果就满意多了。这个组方在防止肝癌介入治疗和手术后复发转移方面，效果还是较好的。一些肝硬化、肝癌患者，服用了以上组方后，多年都没有复发、转移，生存期得到了提高。

但是，很多肝癌患者还存在并发症，可以说，很多肝癌患者死亡不是死于癌症，而是死于并发症。对于肝癌多种并发症的治疗也是重中之重，怎样才能对这些肝癌并发症进行有效治疗呢？答案还是野生真菌组方治疗，首先组方中必须有治疗肝癌的药，再同时兼顾治疗并发症，这样患者才能治愈或延长生存期。例如，治疗肝癌并发肝性脑病的组方：云芝、树舌、灵芝、桑黄、薄树芝、薄皮纤孔菌等25种药用真菌。这样经过组方治疗，患者的血氨就可以降下来。患者一般都在医院治疗，但目前医院很难治好肝性脑病，患者随时有死亡的危险。对于肝性脑病，应本着中西结合的原则，在配合西医的基础上使用本组方，因本组方同西药不起任何冲突，双方可以起到配合互补的作用。当然，肝癌还可有消化道出血、肝癌结节破裂出血、血性胸腹水、继发感染等并发症，治疗组方就不在这里一一讲述了。大家可以看作者写的另一本书——《药用真菌肿瘤学》。

第18章
自拟野生药用真菌组方治疗肝癌介入术后的探讨

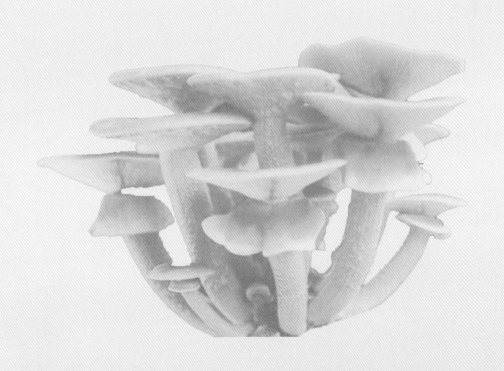

［实验目的］观察用自拟野生药用真菌组方治疗肝癌介入术后的疗效。

［实验方法］用自拟野生药用真菌组方进行治疗。

［实验结果］患者服用自拟野生药用真菌组方后，甲胎蛋白、肝功均降至正常，能独立进行和完成社会活动。

［实验结论］自拟野生药用真菌组方有非常显著的疗效。

一、一般资料

患者冯子明，男，50岁，北京市海淀区人，公务员。21岁时因长期乏力，检查后确诊为乙肝大三阳，服用中药两年，乏力愈甚停止治疗；1993年因身体极度不适入院，确诊为肝硬化腹水，行脾切除术；2005年确诊为肝癌，经中国人民解放军总医院（简称301医院）治疗效果不明显，先后行8次介入术，准备进行第9次介入术时医生拒绝为其手术，并告知只有3个月存活时间。经人介绍于2010年4月26日前来北京陈康林野生真菌研究院就诊，见：身体极度消瘦、面色萎黄；自诉肝区疼痛、乏力、纳呆食少。查：甲胎蛋白8961μg/L，总蛋白83.1g/L，γ-谷氨酰转肽酶74.5U/L。CT示：肝癌伴门静脉癌栓形成介入治疗后；肝硬化、少量腹水；脾脏切除术后改变、副脾；腹主动脉旁小结节；门静脉海绵样变性。

二、治疗方法

自拟野生药用真菌组方松针层孔菌、桑黄、树舌、云芝、桦褐孔菌等14种药用真菌，水煎服，每日1剂。以此方为基础随症加减。

三、治疗结果

服用半月，食欲增加，面色改善，查：甲胎蛋白 4536.00μg/L，天冬氨酸氨基转移酶 43.0U/L，γ- 谷氨酰转肽酶 69.6U/L，患者信心大增。

继续服用野生药用真菌组方。

2010 年 6 月 18 日查：甲胎蛋白 4291.00μg/L，γ- 谷氨酰转肽酶 97.0U/L，天冬氨酸氨基转移酶 40.7 U/L。

2010 年 7 月 28 日查：甲胎蛋白 491.00μg/L，γ- 谷氨酰转肽酶 6.9U/L，天冬氨酸氨基转移酶 31.1 U/L。

2010 年 10 月 6 日查：甲胎蛋白 8.79μg/L，肝功（－）。

2010 年 11 月 30 日查：甲胎蛋白 7.19μg/L，肝功（－）。

每月复查，甲胎蛋白均未见升高，肝功时有升高，但很快降至正常。

至 2011 年 12 月 21 日查：甲胎蛋白 7.08μg/L，肝功（－）。

2011 年 4 月，身体健壮，每日饮酒，随访至今无碍。

四、讨论

近年来，肝癌已经成为危害社会和人类健康的一大疾病之一，它给人类带来了极大的痛苦和困扰。根据 NCCN 美国癌症治疗指南，介入治疗已经被公认为中晚期肝癌的首选治疗，也是目前非开腹手术治疗肝癌的首选方法。但患者冯子明在接受介入后，疾病未能得到有效的控制，最后医生已拒绝为其再做治疗，在经过运用辨证和辨病治疗后，运用自拟野生药用真菌组方治疗达到了满意的效果。

中医学认为，肝癌以脏腑气血亏虚为本，气、血、湿、热、瘀、毒互结为标，主病在肝。脏腑气血亏虚，痰凝血瘀，六淫邪毒入侵，邪凝毒结；七情内伤，情志抑郁等，可使气、血、湿、热、瘀、毒互结而成肝癌。其中又以忧思抑郁、脾虚湿聚、湿毒外侵为主要病机。肝主疏泄，调畅气机，故一身之气机畅达与否主要责之于肝。若情志久郁，疏泄不及，气机不利、气滞血瘀，是肝癌形成的主要原因之一。正如《素问.通评虚实论》说："膈塞闭绝，上下不通，则暴忧之病也。"酒食所伤，脾胃受损，脾虚则饮食不能化生精微，聚湿为痰，痰阻血瘀，日久形成肝癌。《卫生宝鉴》说："凡人脾胃虚弱或饮食过常或生冷过度，不能克化，致成积聚结块。"《医宗必读》也说："积之成也，正气不足，而后邪气踞之。"湿热毒邪，从外而入，瘀阻于肝，日久形成肝癌。总之，肝癌病位在肝，与肝、胆、胃密切相关。其病机复杂，统而言之为正虚于内，邪毒凝结。故病症危重，防治棘手。

肝癌治疗最主要的目标是根治，其次是延长生存期，为达到此目标，故方中选用松针层孔菌对病治疗，松针层孔菌用于各种癌症，食管癌、胃癌、结肠癌、肺癌、乳腺癌、子宫癌等，可改善患者的症状，如增加食欲和体重、减轻疼痛，有时可见肿瘤缩小、胸腹水减少，亦可明显提高患者的细胞免疫功能，延长肿瘤患者的生存期，明显改善生存质量，子实体含齿孔酸等活性物质，是所有真菌中治疗癌症效果最好的品种，子实体提取物对小白鼠肉瘤 S180 及艾氏腹水癌的抑制率均达 100%，故选用松针层孔菌直达病所；桑黄能利五脏，软坚，排毒，止血，活血，和胃止泻。主治癥瘕积聚，癖饮，脾虚泄泻。因病属癥瘕积聚范畴，而晚期肝癌、肝硬化易诱发出血，故选用桑黄除活血外，尚能止血，防止活血太过；现代研究证实桑黄能够提高人体的免疫力，减轻抗癌药的不良反应，所以可用来辅助肿瘤患者的放疗和化疗，强化免疫力，诱导癌细胞自行死亡，抑制癌细胞的增殖及转移，减轻化疗和放疗的不良反应，缓解癌症患者特有的疼痛，阻止溃疡、息肉、良性肿瘤等恶变为癌症，预防、避免癌症的复发，抗肝纤维化，促进肝细胞再生。树舌微苦，平。入脾、胃二经。开郁利膈。患者病变部位在肝，渐及脾胃，病久长期处于抑郁状态，故选用树舌疏肝解郁，抑木扶土；云芝甘淡，微寒，归肝、脾、肺经，健脾利湿，清热解毒，抗肿瘤；茯苓性味甘淡平，归心、肺、脾经，具有渗湿利水，健脾和胃，宁心安神的功效。茯苓之利水，是通过健运脾肺功能而达到的，肝病病及脾胃，脾失健运，则水湿运化失调，胃不和则寝不安，云芝配茯苓共奏健脾化湿之功，并宁心安神；灵芝性味甘平，归心、肺、肝、肾经，主治虚劳、咳嗽、气喘、失眠、消化不良、恶性肿瘤等，入五脏补益全身五脏之气，是最佳的免疫功能调节剂和激活剂，可显著提高机体的免疫功能，增强患者自身的防癌、抗癌能力。动物药理实验表明：灵芝对神经系统有抑制作用，循环系统有降压和加强心脏收缩力的作用，对呼吸系统有祛痰作用。此外，还有护肝、提高免疫功能的作用。以上真菌配伍，从患者病因病机入手，分别对主症和从症进行辨别，组方中的大多数药用真菌对恶性肿瘤（癥瘕积聚）有较好的抑制作用，在抑制肿瘤的同时，尚有其他功效，如补益肺肾，补益气血等。肿瘤不但带给患者身体上的痛苦，更是在精神上带给患者无限的绝望，所以治疗时在抑制肿瘤的同时，更应照顾患者的情绪，常应配合疏肝解郁之品，本病发病多兼及他脏，治疗时还应辨清寒热虚实，治疗方能奏效。

第19章
野生药用真菌治疗肝病、肝硬化病例分析

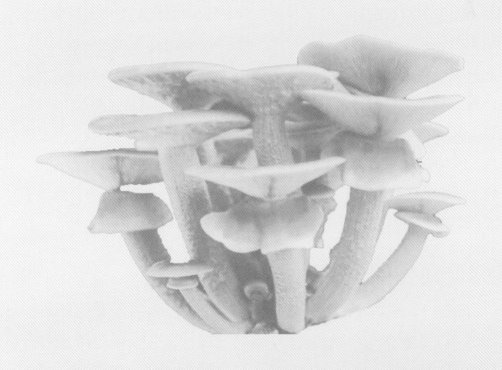

肝硬化是肝脏长期、反复受损所致疾病，表现为进行性的肝脏纤维化，可由多种肝病引起。肝硬化是一种极为难治的病症，对于中西医来说，均为有待攻克的难题。本书作者在使用野生药用真菌治疗肝病的过程中，发现野生药用真菌组合配伍治疗，对于肝硬化有明显效果。现根据经过治疗的患者的病情、病程，以此探讨野生真菌在治疗肝硬化及各种肝病过程中的作用和效果。

病例 1：乙肝、肝硬化、脾大伴甲胎蛋白超标的治疗

　　【一般情况】满博，男，40 岁。患慢性乙型肝炎、弥漫性肝损害（肝硬化）、脾大而就诊于北京陈康林野生真菌研究院。就诊日期：2012 年 12 月 10 日。

　　【主诉】腹胀 7 个月，逐日加重。

　　【现病史】患者自诉 20 多年前，查出乙肝大三阳，后经西医治疗转为小三阳。经长期治疗但病情未见好转，2012 年 11 月因腹胀、食欲不振、乏力而就诊于北京大学人民医院，检查出弥漫性肝损害（肝右叶最大斜径 13.2cm，左肝剑下径 3cm，服用药用真菌 3 个月后肝右叶最大斜径降到 12.3cm，左肝剑下径 3cm）、右肝囊肿、脾大（脾脏：11.3cm×4.1cm，使用药用真菌 3 个月后脾脏降到 9.9cm×4.3cm），甲胎蛋白超出正常值（由原来的 7.62μg/L 降到 4.9μg/L，参考区间是：0～7μg/L），以上所有检查都是在北京大学人民医院，于 2012 年 12 月 10 日就诊于北京陈康林野生真菌研究院。

　　【中医诊断】胁痛。

　　【西医诊断】慢性乙型肝炎，弥漫性肝损害（肝硬化），脾大。

　　【治则】调节免疫力。保肝、护肝。

　　【处方】桑黄、松针层孔菌、树舌、云芝、灵芝等 13 种药用真菌。总 30 剂，水煎服。

【二诊】2013年1月8日。此真菌方连续服用30剂，患者自觉腹胀、食欲不振、乏力较前明显好转，体力增加明显。效不更方，上述真菌方不变，继续服用。

【三诊】2014年4月10日。真菌方连续服用至今，患者无自觉症状。再去复诊时，在北京大学人民医院诊断为慢性乙型肝炎，肝囊肿，无弥漫性肝损害（肝硬化），脾大。甲胎蛋白正常。

病例2：原发性肝细胞癌术后、肝硬化的治疗

【一般情况】孙志刚，男，48岁，河北人。就诊日期：2014年4月30日。因原发性高分化肝细胞癌术后，肝硬化，在华中科技大学同济医学院附属同济医院检查：肝脏右后叶呈术后改变，局部及邻近组织结构紊乱伴液性密度影，代谢无局限异常增高，考虑多为术后改变及少许包裹性积液，建议结合临床定期复查。肝脏形态稍小，肝裂稍增宽，不除外早期肝硬化，建议结合临床；右侧胸腔积液，致右肺下叶膨胀不全；全身其余探测部位未见明显恶性肿瘤病变及转移征象；双上肺少许陈旧性病变，右肺叶间裂胸膜下肺大疱，左肺上叶结片，代谢无异常增高，考虑多为感染性病变；纵隔多发小淋巴结节，代谢不高，考虑多为非特异性改变，左肺门区钙化灶；胃窦部代谢增高，考虑为生理性摄取或少许炎性病变；右侧腹壁代谢弥散增高，考虑为术后改变。

【主诉】腹胀、胁痛、乏力、食欲不振14个月，逐日加重。

【现病史】患者自诉2013年4月，体检时发现肝上占位，行右肝占位切除术，术后病理显示：高分化肝细胞癌。2014年5月CT示肝硬化，纵隔多发小淋巴结节而就诊于北京陈康林野生真菌研究院。

【中医诊断】胁痛。

【西医诊断】肝细胞癌术后，肝硬化。

【治则】调节免疫力。保肝、护肝。抗癌。

【处方】桑黄、松针层孔菌、树舌、裂蹄层孔菌、云芝、灵芝等 13 种药用真菌。30 剂，水煎服。

【二诊】2014 年 9 月 8 日。此真菌方连续服用 30 剂，患者自觉腹胀、食欲不振、乏力较前明显好转，体力增加明显，又到华中科技大学同济医学院附属同济医院复查腹部术后改变部分均匀，无胸腔腹水，胆囊切面内径 6.9cm×2.5cm，内未见异常回声，肝内外胆管不扩张。脾厚3.1cm，内未见异常回声。胰腺切面形态正常，内未见异常回声，胰管不扩张。CDFI：门静脉血流充盈，上述部位未见异常血流信号。效不更方，真菌方不变，继续服用。

【三诊】2015 年 1 月 10 日。真菌方连续服用至今，患者无自觉症状，超声提示：无肝硬化。

病例 3：肝癌术后、慢性乙肝、肝硬化、脾大的治疗

【一般情况】徐刚，男，44 岁，江西瑞江人。就诊日期：2014 年 7 月 10 日，在北京 301 医院检查。肝癌术后，淋巴转移，放疗后再次复发，患慢性乙型肝炎，肝硬化，脾大。

【主诉】腹胀 7 个月，逐日加重。

【现病史】患者自诉 2012 年 7 月体检时发现肝上占位，行右肝占位切除术，术后病理显示：中分化肝细胞癌。术后发现心包旁淋巴转移，行伽马刀治疗 2 个月。2013 年 12 月肝癌术后复发，2014 年 6 月 CT 示：肝右叶前下段低密度灶，肝硬化，胆囊炎，左肾多发囊肿。2014 年 7 月 10 日就诊于北京陈康林野生真菌研究院。

【中医诊断】胁痛。

【西医诊断】肝细胞癌术后、介入后复发，慢性乙肝，肝硬化，脾略大。

【治则】调节免疫力。保肝、护肝。抗癌。

【处方】桑黄、松针层孔菌、薄皮纤孔菌、树舌等 14 种药用真菌。30 剂，水煎服。

【二诊】2014 年 8 月 8 日。此真菌方连续服用 30 剂，患者自觉腹胀、食欲不振、乏力较前明显好转，体力增加明显。效不更方，真菌方不变，继续服用。

【三诊】2015 年 1 月 10 日。真菌方连续服用至今，患者无觉症状，江西省人民医院 CT 诊断未见复发肝癌、肝硬化及脾大。

病例 4：晚期肝硬化致肝腹水、肝昏迷真菌治疗解析

【一般情况】李春霞，女，51 岁。就诊日期：2012 年 7 月 26 日，北京大学第一医院检查，慢性肝炎合并药物性肝损害、上呼吸道感染、甲胎蛋白：118.36μg/L，胆汁反流性胃炎伴糜烂、低钾血症，自身免疫性肝炎、肝硬化、肝腹水、肝昏迷而来北京陈康林野生真菌研究院就诊。

【主诉】腹胀 3 个月，逐日加重。

【病史】患者因 2005 年出现上腹部胀满、食欲差、乏力，而就诊于北京佑安医院，经过 2 次肝穿刺诊断为自身免疫性肝炎及药物性肝损害，已出现肝硬化。患者拒绝长时间使用糖皮质激素治疗，间断使用保肝药、降酶药，但病情控制不理想，肝硬化持续发展，肝功能各项指标持续恶化。2013 年 1 月 9 日经北京大学航天中心医院检查，腹腔内可见液性区，最深 4.3cm。肝门处可见大小 0.9cm×0.5cm 靶环样结节。肝脏不均质改变，胆囊壁增厚性改变，脾大，肝门处淋巴结增大，腹腔积液，胰腺、双肾未见明显异常。2013 年 3 月，患者出现淡漠少言、记忆偏差、说话思维混乱。黄疸明显加重，大量腹水，经常处于肝昏迷状态，双下肢浮肿，出现肝性脑病。因此就诊于北京大学第一医院，在该院诊断为自身免疫性肝炎、肝硬化、药物性肝炎、高胆红素血症，腹水，处于肝

昏迷状态。经过保肝、退黄、利尿等治疗后，病情控制仍不理想，医院要求进行肝移植。住院至5月，患者就诊于北京陈康林野生真菌研究院。

【一诊】搀扶进入病室。面色萎黄，慢性病容，巩膜黄染，消瘦无力，腹部胀大，不欲饮食，口苦、口臭。大便溏，3～4日1次，小便频数，色黄量少。

【查体】体温36.5℃，脉搏72/min，呼吸21/min，血压130/70mmHg。慢性肝病面容，腹胀大如鼓，如蛙腹，青筋暴露，脐疝。移动性浊音阳性，液波震颤阳性，肝脾大，双下肢水肿过膝，按之没指。B超检查显示：肝表面不光滑，实质回声增粗，不均匀，血管走行欠清晰，电解质基本正常。其他理化检查结果见表19-1。

【中医诊断】臌胀。证属脾虚为本，水湿为标。

【西医诊断】自身免疫性肝炎、肝硬化、肝腹水、肝昏迷。

【治法】补益脾胃，运化水湿。

【治则】调节免疫。保肝、护肝、降酶，促进肝细胞再生。

【处方】薄树芝、硫黄菌、树舌、云芝等14种药用真菌。水煎服，每日1剂。

【二诊】2013年6月7日。此真菌方连续服用30剂，患者自觉精神较前明显好转，体力增加明显，水肿渐消，小便较前增多，甲胎蛋白41μg/L，饮纳尚可，大便日1次，余症同前。上方的基础上加入皱盖假芝（图19-1），余药用真菌不变，继续服用1个月。

【三诊】2013年7月12日。精神睡眠尚可，慢性肝病面容，巩膜轻度黄染，结膜苍白、小便较前明显增加，乏力改善，已能做少量家务。双下肢水肿减轻明显，B超检查显示：肝表面不光滑，实质回声增粗，不均匀，血管走行欠清晰，电解质基本正常。其他理化检查结果见表19-1。组方调整为：薄树芝、硫黄菌、树舌、云芝、桑黄等20种药用真菌。共150剂，水煎服，每日1剂。

【四诊】2013年12月22日。慢性肝病面容，神志清楚，精神可，

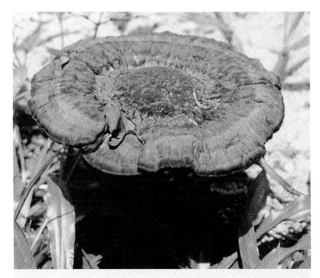

▲ 图 19-1　皱盖假芝（Amauroderma rudis）

健谈，巩膜无黄染，两胁肋胀满，脾气急躁，爱叹息，饮食可，多食可出现上腹部胀满。腹软，无波动感，脾胁下可触及，二便正常，双下肢轻度浮肿。B 超检查显示：肝表面不光滑，实质回声增粗，不均匀，血管走行欠清晰。其他理化检查结果见表 19-1。组方调整为：薄树芝、硫黄菌、树舌、云芝等 19 种药用真菌。90 剂，水煎服，每日 1 剂。

【五诊】2014 年 3 月 20 日。神志清楚，健谈，巩膜无黄染，结膜、口唇红润，能做正常家务活动，两胁肋易胀满，爱叹息，饮食可。腹软，无压痛，脾胁下可触及，二便正常，双下肢无浮肿。B 超检查显示：肝表面不光滑，实质回声增粗，不均匀，血管走行欠清晰。其他理化检查结果见表 19-1。组方调整为：薄树芝、硫黄菌、树舌、云芝、桑黄、猪苓等 18 种药用真菌。

【六诊】2014 年 6 月 5 日。患者神志清楚，健谈，巩膜无黄染，结膜、口唇红润，体力恢复正常，能登山锻炼，爱叹息，饮食基本正常。腹软，无压痛，脾胁下可触及，二便正常，双下肢无浮肿。B 超检查显示：肝表面不光滑，实质回声增粗，不均匀，血管走行欠清晰。于

表 19-1　诊治期间各项理化检查指标

检测时间	总蛋白 (g/L)	白蛋白 (g/L)	总胆红素 (μmol/L)	直接胆红素 (μmol/L)	血氨 (μmol/L)	血酶原时间 (s)	门静脉内径 (cm)	门静脉流速 (cm/s)	脾厚度 (cm)	脾静脉内径 (cm)
2013.05	50	30	70.9	43.21	70	15.8	1.5	6.6	5.5	0.5
2013.07	56.2	34	50.9	30.21	62	12.8	1.05	7.6	4	0.5
2013.12	62.1	36.9	22.3	8.84	—	11.8	0.95	13.7	4.3	0.65
2014.03	64.1	38.9	18.5	5.61	—	11.7	0.88	13.7	5.2	1.01

2014年9月经北京大学第一人民医院检查肝脏：左叶后径6.5cm，右叶斜径13.1cm，肝表面不光滑，实质回声增强增粗，不均质，呈结节状，血管走行不清晰。门静脉内径1.1cm。胆囊5.0cm×2.7cm，壁厚0.5cm，胆汁透声好，未见结石影，CBD：0.5cm。胰、双肾未见异常。脾厚：6.1cm，长：10.1cm，脾静脉内径：0.8cm。CDFI：肝内未探及异常血流信号，门静脉为入肝血流，流速：16.5cm/s。肝硬化、胆囊炎性病变，甲胎蛋白4.19μg/L，建议进一步检查。

患者经过1年的药用真菌治疗，病情已经稳定，达到临床治愈的状态，为维持效果，防止反复，继续以上方真菌维持巩固治疗。

对于晚期肝硬化的治疗，只能采用对症治疗与辨证治疗相结合，因为晚期肝硬化异常复杂，其分型也很多，组方也就不一样。采用对症加辨证的治疗方法，则有治好的可能。野生药用真菌组方是人类治疗疾病的回归与科学的创造。

【结果分析】治疗所用药用真菌，均选用野生菌种，按组合配伍的原则组方进行治疗，对症与辨证相结合，根据患者实际情况调整菌种和使用量。以上4例患者均患肝硬化，因此，针对肝硬化的基本方相同，而针对个例情况，在菌种上有所增加。尤其病例4，菌种增加较多，由于病情复杂，处方中有一些野生药用真菌是针对其他肝病病症的。

病例4中李春霞的病情复杂，期间经过6次诊疗，每次处方均酌情增用多个菌种，有时也略作删减，终于收到较好的治疗效果。在野生药用真菌治疗过程中，患者腹水消退较快，到四诊时腹水征（－），而到五诊时，双下肢已无水肿症状。患者门静脉高压症状减轻，各项理化检测值也逐步好转。

以上4例肝病患者，1位患有慢性乙肝、1位患自身免疫性肝炎、另2位患原发性肝癌，共同特征是均存在着肝硬化病症。其中，李春霞的肝硬化病症更为严重，属于肝硬化失代偿期，经野生药用真菌治疗之后，虽肝纤维化症状并未逆转，但肝硬化的相关症状却均有好转或消失。而其他3位患者原有的肝硬化征象，经影像检测，均已消失。表明这几位患者处于肝硬化代偿期，经过野生药用真菌治疗，取得了较好治疗效果。可见，应用野生药用真菌组方配伍治疗肝硬化，具有显著的效果。

【讨论】数年前报道1例肝癌伴肝硬化患者的治疗，其治疗原则也适用于本文所述病例。对于肝病又伴有肝硬化的患者而言，治疗和调理肝硬化病症构成基本取向之一，对于整个病程有举足轻重的影响。在上述野生药用真菌方中，治疗肝硬化的基本配伍由桑黄、树舌、灵芝、云芝、薄树芝、茯苓、猪苓（针对肝硬化腹水）组成。

其中，桑黄能利五脏，软坚，排毒，止血，活血，和胃止泻。主治癥瘕积聚，癖饮，脾虚泄泻。因病属癥瘕积聚范畴，而肝病患者所患肝硬化易诱发出血，故选用桑黄除活血外，尚能止血，防止活血太过；现代研究证实桑黄能够提高人体的免疫力，而肝病患者往往免疫力较低，使用桑黄可谓对症。桑黄还能促进肝细胞再生，保护肝脏；抑制纤维组织的增生，抗肝脏纤维化，阻止肝硬化的形成与发展。在民间就有桑黄是治疗肝病的绝药之说。树舌微苦，平，入脾、胃二经，开郁利膈。患者的疾病部位在肝，渐及脾胃，病久长期处于抑郁状态，故选用树舌疏肝解郁，抑木扶土。树舌治疗肝病的疗效显著，可缓解肝硬化进程。研究表明：树舌多糖能对抗四氯化碳所致大鼠体重降低，可以显著降低血清丙氨酸转移酶，提示树舌多糖能改善四氯化碳中毒大鼠的肝脏功能，明显改善四氯化碳肝硬化大鼠的一般状况。提示如果在肝硬化形成的同时进行有效干预，就有可能改善患者的生存质量，在肝功能恢复中有广泛应用前景。灵芝和薄树芝性味甘、平，归心、肺、肝、肾经，主治虚劳、咳嗽、气喘、失眠、消化不良、肿瘤等，入五脏，补益全身、五脏之气。灵芝是最佳的免疫功能调节剂和激活剂，可显著提高机体的免疫功能，增强患者自身的防癌、抗癌能力。动物药理实验表明：灵芝对神经系统有抑制作用，对循环系统有降压和加强心脏收缩力的作用，还有祛痰作用。此外，还有护肝、保肝，提高免疫力的功能。灵芝中对肝脏起主要作用的药理成分为灵芝三萜。灵芝能降低四氯化碳引起的肝功能损害，降低血清谷丙转氨酶，减轻肝小叶炎症细胞浸润，促肝细胞再生，对四氯化碳三酰甘油的蓄积有明显降低作用，并减轻乙硫氨酸引起的脂肪肝。实验中，灵芝的有效成分提高小鼠肝脏的解毒能力，促进部分切除肝脏小鼠的肝脏再生。

病例 5：早期肝硬化

杨某，男，49 岁。2004 年 8 月开始有胸腹闷胀、两肋胀痛、四肢倦怠、乏力、食欲减少、嗳气不舒、便溏、面色萎黄等症状，入暮可有足背微肿，舌色或暗红或淡、舌体较胖或边有齿痕，脉象虚弦、重按无力。9 月份医院检查肝功能无明显异常，但在肝脏组织学上已有明显的病理变化。肝内各种胶原含量均有所增加，以Ⅲ型增多为主，故诊断为早期肝硬化。从 2005 年初开始，患者服用药用真菌组方，5 个月后自觉胸腹舒畅、食欲增加，精神状况大为改善。继续服用 4 个疗程后，肝脏病理变化已恢复正常，Ⅲ型胶原含量也恢复到正常值。患者现每年都服用一到两个月的药用真菌保健方，以增强自身的免疫力和抗病能力。

真菌组方：树舌、槐耳、赤芝、木蹄等 8 种药用真菌。每剂药每天煎 3～4 次，1 天服完。4 个月为 1 个疗程，一般 3～5 个疗程可临床治愈。

病例 6：中晚期肝硬化

黎某，男，学生。2002 年入学体检时查出大三阳，休学回家治疗至肝功能正常，又回学校。由于患者没有较好的治疗条件和环境，肝功能一直不稳定。因患者对做 B 超一直有一种莫名的恐惧，所以也仅在 2002 年回家时做过一次。2004 年 1 月再去医院做 B 超，发现肝内光点呈结节状增粗、不均，探及强回声光斑，约 0.7cm×0.7cm，肝脏包膜不光整，血管纹理不清，门静脉内径 1.2cm。结论：肝硬化肝内增强光斑，考虑硬化结节，被诊断为肝硬化。患者当时还不敢相信自己已患肝硬化，2004 年 2 月又到一家权威肝病医院做复查，结果显示：肝右叶斜径 125mm，左叶上下径 80mm，前后 57mm；肝包膜欠光整，肝内血管分支走行显示僵直扭曲，肝区光点分布不均匀，密集增强、增粗；门静脉内径 1.2cm，胆囊壁毛糙，胆总管内径 0.5cm。结论肝硬化、胆囊炎。患者和他父母均心急如焚，四处求医问药。患者于 2004 年 5 月开始服用药用真菌组方，1 个疗程后再次复查，结节已经缩小到先前的一半了。其后病情逐渐好转，4 个疗程结束后，患者已经痊愈，学校同意他返校学习。

真菌组方：红缘层孔菌、竹黄、赤芝、云芝、硫黄菌（图 19-2）等 11 种药用真菌。每剂药每天水煎服 3～4 次，1 天服完。半年为 1 个疗程，一般 3～5 个疗程可临床治愈。

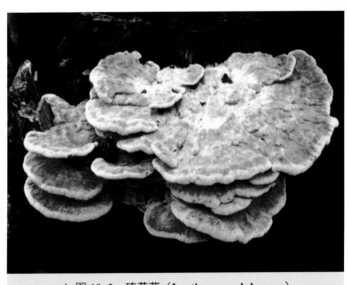

▲ 图 19-2 硫黄菌（**Laetiporus sulphureus**）

病例 7：肝硬化上消化道出血

辛某，男，31 岁。2008 年 4 月出现呕血、黑粪症状，后经检查确诊为肝硬化上消化道出血，因曲张的食管静脉和胃底静脉破裂出血所致。经过一段时间的治疗后，症状非但没有明显改善，出血量也由轻度变为中度。除呕血外，主要症状还有口渴、烦躁、心悸、头晕，收缩压在 90mmHg 以下，心率 100/min。当年开始服用野生药用真菌组方。半月后，症状明显改善，继续服用 2 个疗程后，各项指标已恢复正常。此后开始肝硬化的治疗。

真菌组方：香栓菌、灵芝、红缘层孔菌、云芝等 11 种药用真菌。每剂药每天煎 3～4 次，1 天服完。10 天为 1 个疗程，一般 2～3 个疗程可临床治愈。肝硬化还需继续治疗。

病例 8：肝硬化伴肝肾综合征

陆某，男，47 岁。2004 年检查发现因肝硬化引起的肝肾综合征。该病症由肾血流量和肾小球滤过率减少，内毒素血症及水、钠代谢紊乱诱发。住院治疗时大量静脉给药，1 个月后病症仍未改善。出院后到处求医。后来服用野生药用真菌组方，连续 3 个疗程后，自发性少尿或无尿、氮质血症、稀释性低钠血症、低尿钠等症状已完全消失。此后继续服用治疗肝硬化的组方。

真菌组方：松针层孔菌、茯苓、猪苓、树舌、云芝等 13 种药用真菌。每剂药每天煎 3～4 次，1 天服完。20 天为 1 个疗程，一般 2～3 个疗程可以临床治愈。肝硬化还需继续治疗。

病例 9：肝硬化并发肝性脑病

夏某，男，55 岁。2006 年出现意识障碍、智能损害、神经肌肉功能障碍。神经系统体征表现为肌张力增强、腱反射亢进，扑击样震颤。后又出现锥体束征，严重时有阵发性惊厥，后来神经反射消失，全身呈弛缓状态。肝病主要表现为肝功能减退、衰竭，伴有门静脉高压症。医院确诊为肝硬化导致肝性脑病。患者的病情较重，在多家医院治疗效果均不佳。于 2007 年开始服用野生药用真菌组方，2 个疗程后，意识有所恢复，锥体束征已基本消失，其他症状也有很大的改善。继续服用 3 个疗程后，身体各项指标趋于正常。后又继续巩固治疗了一段时间，目前患者身体状况好。现继续肝硬化的治疗。

真菌组方：木蹄、茯苓、云芝、白边等 17 种药用真菌。每剂药每天煎 3～4 次，1 天服完。20 天为 1 个疗程，一般 4～5 个疗程可临床治愈。肝硬化还需继续治疗。

病例 10：肝硬化、肝癌引起的肝腹水

孙某，男，42 岁。患乙肝 7 年余，于 2006 年自觉腹胀、乏力、肝区隐痛、小便少而浓、食欲锐减，经权威医院确诊为肝硬化伴有腹水、脾大，肝功能不正常。曾在多家医院住院诊治，均无明显效果。2007 年 4 月开始服用野生药用真菌专利组方，10 天后腹水消失。2 个疗程后，化验检查肝功能接近正常，B 超显示肝、脾大症状已明显改善，腹胀减轻，食欲、精神明显好转，随后巩固治疗 2 个疗程。现改组方继续肝硬化的治疗。

真菌组方：茯苓、金顶侧耳、木蹄、松针层孔菌云芝、猪苓等 14 种药用真菌。每剂药每天煎 3～4 次，1 天服完。20 天为 1 个疗程，一般 1～3 个疗程可临床治愈。肝硬化还需继续治疗。

病例 11: 急性肝病（甲肝）

樊某，女，32岁。2008年5月份自觉浑身乏力，厌油腻，常觉恶心，大便稀溏，面黄肌瘦。经检查，诊断为急性肝病（甲肝）。其后每天按时、按量的服用药用真菌组方。1个月后，由于赤芝及其他真菌的扶正气、调气血的作用大便已成形，气色也有了很大改善。继续服用2个月后，再次复查显示，肝功能都已恢复正常。

真菌组方：树舌、赤芝等3种药用真菌。每剂药每天煎3～4次，1天服完。1个月为1个疗程，一般1～3个疗程可临床治愈。

病例 12: 乙肝大三阳

患者女性，2004年大学毕业体检时查出大三阳，此后几年多方求医，曾使用各种中医药物，均不见效果。2008年8月开始服用治疗大三阳的野生药用真菌组方。1个月后自觉症状明显减轻，患者感觉精力充沛，食欲增加。半年后检查显示，肝功能正常，表面抗原转阴，产生抗体。2009年3月经过最后1个月的巩固治疗后，完全临床治愈。

真菌组方：树舌、赤芝等3种药用真菌。每剂药每天煎3～4次，1天服完。4个月为1个疗程，一般2～3个疗程可临床治愈。

病例 13: 乙肝大三阳

蒋某，女，56岁。1995年，患者本人查出了乙肝，从此不间断地住院、吃药。截止到2000年初，家族中已有8位亲人患乙肝去世。患者2002年复查时发现：病毒已发生变异。患者常年没有力气、面黄、头发黄、睡眠不好、家务事根本做不动，只能卧床休息。患者2003年开始服用野生药用真菌组方。3个月后到医院复查，谷丙转氨酶已从300U/L

降到了 50U/L 以下，肝区疼痛在吃药后的第 2 个月就消失了。4 个月以后，患者的脸色变好，黑斑退去，病情有了很大改善，以前因肝火旺导致的口臭也好了。两个疗程后到医院检查，患者已临床治愈了大三阳。对于大三阳，用复配型的药用真菌治疗，基本上是一治一个准，没有不良反应。药用真菌为治愈乙肝打开了一扇大门。

真菌组方：树舌、赤芝等 4 种药用真菌。每剂药每天煎 3～4 次，1 天服完。4 个月为 1 个疗程，一般 2～3 个疗程可临床治愈或产生抗体，同时表面抗原转阴。

病例 14：乙肝小三阳

周某，男，28 岁，汉族。主诉右上腹痛、乏力、胸闷、气短、胃脘疼痛并胀满、吐酸等不适，自发病以来饮食及睡眠不好，无法工作。体检：腹叩鼓音，肝脏有压痛右肋下触及 3cm，谷草转氨酶 450U/L。患者服用保肝、护肝、促进肝细胞再生的专利药用真菌组方。第 1 个疗程的药吃完后，上述症状均得到了很好的缓解，肝脏压痛已完全消失，谷草转氨酶降到了 100U/L。继续服用 2 个疗程后，再次复查各项指标均已恢复正常，完全治愈。

真菌组方：树舌、赤芝等 3 种药用真菌。每剂药每天煎 3～4 次，1 天服完。4 个月为 1 个疗程，一般 2～3 个疗程可临床治愈或产生抗体。

病例 15：丙肝

梁某，女，32 岁。2007 年因采血患上了丙型肝炎。患者在当地医院治疗时，注射干扰素 7 个疗程，病情并未好转，HCV 抗原（＋）。不得已出院保守治疗。2008 年 4 月开始服用治疗丙肝的野生药用真菌组方。1 个月后复查时，HCVRAN 病毒量减少 60%，倦怠感消失，食欲渐渐恢复正常。2008 年 10 月份再次复检，各项指标正常，患者完全康复。目前，患者找到了一份新的工作，每天按时上下班，健康状况良好。

真菌组方：树舌、云芝等 4 种药用真菌。每剂药每天煎 3～4 次，1 天服完。4 个月为 1 个疗程，一般 2～3 个疗程可临床治愈。

病例 16：中毒性肝病

曹某，男，62 岁。因手足癣合并疱疹，长期大量吃药。2009 年 3 月突然出现上吐下泻，随即去医院就诊，给予止吐、止泻、补液等对症治疗。补液后回家，症状未见好转，次日又去医院就诊，以急性胃肠炎入院。检查无特殊阳性体征，继续按上述方案治疗。住院第 2 天早晨出现面部水肿、皮肤发黄、全身无力。急查肝功能：总胆红素：367μmol/L，丙氨酸转氨酶 5690U/L，天冬氨酸转氨酶 2277U/L，凝血酶原时间 1.1s，诊断为急性重型中毒性肝炎。经各处多方治疗，病情反而日益加重，决定采用真菌疗法。本书作者认为，不仅需治疗中毒性肝病，还应解决手足癣合并疱疹的问题。患者服用真菌组方当天即见效，到第 5 天患者的手足癣和疱疹就好了 80%，水肿消失，皮肤开始变白，体力恢复；15 天后，患者的手足癣和疱疹完全治愈。服药 2 个月后到医院检查，患者中毒性肝病已痊愈。后又继续巩固治疗了 2 个月后停药，至今无复发。

真菌组方：苦白蹄、马勃、僵蚕等 4 种药用真菌。内服 90% 的汤剂，剩余 10% 同外用组方一起涂抹患处。1 个月为 1 个疗程，一般 2～3 个疗程可临床治愈。

病例 17：中毒性肝病

张某，男，42 岁，某化工厂工人，工龄 20 年。2008 年出现头晕、乏力、食欲减退和肝区胀痛等症状。医院检查显示：肝脏肿大、质软或柔韧、有压痛，伴有轻度黄疸，常规肝功能试验异常。医院的建议应用络合剂、特效解毒药、血液净化疗法。治疗一段时间后未见好转，病情反而加重。后服用治疗中毒性肝病的野生真菌组方，1 个月后患者的病情减轻。3 个月后，患者可参加简单的劳动，4 个月后肝功能恢复正常，可参加各种劳动，生活、工作恢复正常。

真菌组方：木蹄层孔菌、茯苓等 6 种药用真菌。每剂药每天煎 3～4 次，1 天服完。1 个月为 1 个疗程，一般 2～3 个疗程可临床治愈。

病例 18：免疫性肝病

房某，女，22 岁。由于睡眠状况不好长期服用巴比妥类催眠药。2006 年 9 月出现全身乏力，食欲减退，恶心、腹胀、肝区压痛、月经不调等症状，有时低热，可见面部色素沉着。10 月份医院检查确诊为病毒性肝炎，虽对症诊治，半年后仍然不见好转，还合并有了早期肝硬化的症状。做化验检查测出血清胆红素轻度或重度增高，血清 ALT、AST、球蛋白明显增高，血清免疫学检查发现体内抗体增多。又做肝脏病理组织学检查，据此排除了原来的病毒性肝炎错误诊断，确诊为自身免疫性肝病。医院使用糖皮质激素治疗，采用第二代皮质激素——布地奈德、环孢素等药物。经一段时间治疗后病情未见减轻，而肝硬化有进一步恶化的趋势。医院建议其采用肝脏移植，但手术费极其昂贵。后用野生真菌组方，服药 2 个疗程后，肝硬化已得到控制，自身抗体也有了一定的减少。服用 4 个半疗程后，血清胆红素、血清 ALT 等完全恢复到正常水平。组方中使用了硫黄菌作为主药，这是一个修复人体免疫功能的药物。

真菌组方：云芝、紫丁香蘑等 11 种药用真菌。每剂药日煎 3～4 次，1 天服完。3 个月为 1 个疗程，一般 5～6 个疗程可临床治愈。

病例 19：脂肪肝

张某，男，35 岁。2008 年新年之后，即感到食欲不振、精神萎靡、极度乏力。有腹胀、腹痛、恶心、呕吐、头晕、鼻衄、尿黄如浓茶水样等症状。患者体型干瘦、声音低弱，检查可见双侧扁桃体肿大、双侧腮腺肿大、全身淋巴结肿大、肝脾大，超声波检测肝区回声明显。诊断为重度脂肪肝并发急性炎症感染，在医院住院治疗。每天输液 4 瓶以上，1 周后炎症好转，但脂肪肝病症仍未改善。出院后服用治疗脂肪肝的组方，其连续 2 个疗程后，食欲不振、腹胀、腹痛等症状完全消失。到医院检查，超声回声减弱、肝功能指标正常，脂肪肝已得到很好的控制。继续服用 2 个疗程，脂肪肝痊愈。

真菌组方：云芝、赤芝等 3 种药用真菌。每剂药每天煎 3～4 次，1 天服完。3 个月为 1 个疗程，一般 2～3 个疗程可临床治愈。

病例 20：酒精肝

赵某，男，51 岁，从事企业营销工作。自工作以来，经常陪客户喝酒，酒龄已有 30 多年。去年初，发现自己肚子有些胀，身上的一个小伤口很长时间都止不了血，就到医院检查，发现已经是酒精性肝硬化（酒精肝）中期。曾在医院治疗一段时间，病情并没有大的改观，反而出现乏力、气短、腿肿、巩膜黄染等新症状，行走也有困难。2008 年开始服用野生药用真菌组方，经 1 个疗程后，体力恢复，腿部浮肿也消退了。又坚持服用 3 个疗程，肝功能完全恢复。

真菌组方：云芝、厚皮木层孔菌、桦褐孔菌（图 19-3）等 7 种药用真菌。每剂药每天煎 3～4 次，1 天服完。3 个月为 1 个疗程，一般 2～5 个疗程可临床治愈。

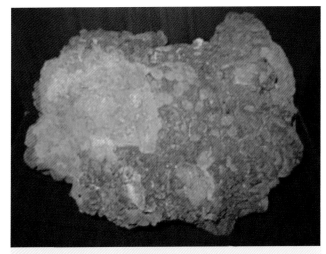

▲ 图 19-3　桦褐孔菌（Inonotus obliquus）

附录 A
药用真菌治疗肝硬化

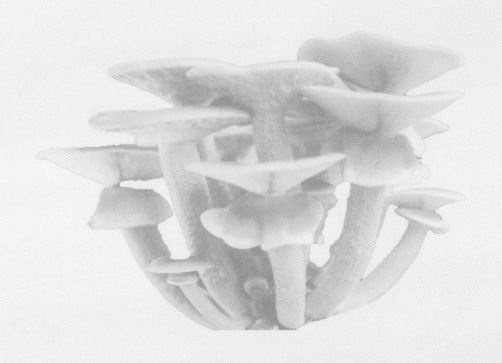

近年来我国的肝硬化患者增长很快，但西医没有有效的药物治疗，只能等它发展到晚期再换肝，这也是没有办法的办法，有没有能治疗肝硬化的药物组方对早、中期能治愈，晚期能延长生存期和治愈？陈康林带着幻想走进了原始森林，在大江南北通过无数个日夜的寻找，找到了数十种治疗肝硬化的野生药材，并根据各种肝硬化的分型进行组方，总算可以为患者找到了一条康复之路，为大家交上一份还算及格的答卷，因中国医疗格局的变化，加上这些药用真菌大部分没有进入国家药典（中国有 10 000 多种中药，但进入国家药典的只有 400～500 种），根据中央提示精神提出了，大力发展大健康产业，因为这些真菌无毒且具有非常新颖的药理作用，对于患者来说药补不如食补。我们做出以下免疫食疗方。

弥漫性肝损伤（肝纤维化）免疫食疗方（编号：013001）

　　配方：云芝（20g）、树舌（20g）、木蹄层孔菌（20g）等 7 种野生药用真菌辅以排骨（250g）、姜（适量）等共煎，1 天吃完。

　　服用期：建议服用 6 个月，根据治疗情况调方。

肝硬化伴脾大的免疫食疗方（编号：013002）

　　配方：裂蹄层孔菌（10g）、薄皮纤孔菌（20g）、木蹄层孔菌（20g）、毛蜂窝菌（10g）等 8 种野生药用真菌辅以排骨（250g）、姜（适量）等共煎，1 天吃完。

　　服用期：建议服用 6 个月，根据治疗情况调方。

肝硬化伴甲胎蛋白高的免疫食疗方（编号：013003）

　　配方：毛蜂窝菌（10g）、木蹄层孔菌（20g）、云芝（20g）、树舌（20g）、赤芝（10g）、桑黄（20g）等 12 种野生药用真菌辅以排骨（250g）、姜（适量）等共煎，1 天吃完。

服用期：建议服用 3 个月，根据治疗情况调方。

肝纤维化、肝硬化伴腹水的免疫食疗方（编号：013004）

配方：云芝（20g）、树舌（20g）、赤芝（10g）、桑黄（20g）、裂蹄层孔菌（10g）、粗毛黄褐孔菌（10g）等 118 种野生药用真菌辅以排骨（250g）、姜（适量）等共煎，1 天吃完。

服用期：建议服用 2 个月，根据治疗情况调方。

肝肾综合征的免疫食疗方（编号：013005）

配方：云芝（20g）、树舌（20g）、赤芝（10g）、桑黄（20g）、裂蹄层孔菌（10g）、粗毛黄褐孔菌（10g）等 19 种野生药用真菌辅以排骨（250g）、姜（适量）等共煎，1 天吃完。

服用期：建议服用 3 个月，根据治疗情况调方。

肝肺综合征的免疫食疗方（编号：013006）

配方：云芝（10g）、桑黄（10g）、裂蹄层孔菌（10g）、粗毛黄褐孔菌（10g）、猪苓（10g）、茯苓（10g）等 18 种野生药用真菌辅以排骨（250g）、姜（适量）等共煎，1 天吃完。

服用期：建议服用 3 个月，根据治疗情况调方。

肝性脑病的免疫食疗方（编号：013007）

配方：云芝（10g）、树舌（10g）、赤芝（10g）、桑黄（10g）、裂蹄层孔菌（10g）、粗毛黄褐孔菌（10g）等 21 种野生药用真菌辅以排骨（250g）、姜（适量）等共煎，1 天吃完。

服用期：建议服用 2 个月，根据治疗情况调方。

原发性胆汁性肝硬化（伴有蜘蛛痣、肝大、脾大的早期原发性胆汁性肝硬化）的免疫食疗方 1（编号：013008）

配方：云芝（20g）、赤芝（10g）、桑黄（20g）、裂蹄层孔菌（10g）、木蹄层孔菌（20g），薄皮纤孔菌（20g）等 11 种野生药用真菌辅以排骨（250g）、姜（适量）等共煎，1 天吃完。

服用期：建议服用 2 个月，根据治疗情况调方。

原发性胆汁性肝硬化（伴有腹水）的免疫食疗方 2（编号：013008）

配方：云芝（20g）、树舌（20g）、赤芝（10g）、桑黄（20g）、裂蹄层孔菌（10g）、猪苓（20g）等 13 种野生药用真菌辅以排骨（250g）、姜（适量）等共煎，1 天吃完。

服用期：建议服用 2 个月，根据治疗情况调方。

原发性胆汁性肝硬化（静脉曲张出血）的免疫食疗方 3（编号：013009）

配方：云芝（20g）、树舌（20g）、赤芝（10g）、桑黄（20g）、裂蹄层孔菌（10g）、木蹄层孔菌（20g）等多种野生药用真菌辅以排骨（250g）、姜（适量）等共煎，1 天吃完。

服用期：建议服用 1 个月，根据治疗情况调方。

原发性胆汁性肝硬化（伴有肝性脑病）的免疫食疗方 4（编号：013010）

配方：云芝（20g）、树舌（20g）、赤芝（10g）、桑黄（20g）、裂蹄层孔菌（10g）、薄皮纤孔菌（20g）等（根据患者个体差异加减），辅以排骨（250g）、姜（适量）等共煎，1 天吃完。

服用期：建议服用 2 个月，根据治疗情况调方。

酒精性肝病（伴有肝大、食欲不振、右上腹隐痛等症状，病情较重的酒精性脂肪肝）的免疫食疗方 1（编号：013011）

配方：云芝（10g）、树舌（20g）、桑黄（20g）、赤芝（10g）等8 种野生药用真菌辅以排骨（250g）、姜（适量）等共煎，1 天吃完。

服用期：建议服用 4 个月，根据治疗情况调方。

酒精性肝病（伴有肝纤维化）的免疫食疗方 2（编号：013012）

配方：云芝（10g）、树舌（20g）、桑黄（20g）、赤芝（10g）、木蹄层孔菌（20g）、桦褐孔菌（20g）等 15 种药用真菌辅以排骨（250g）、姜（适量）等共煎，1 天吃完。

服用期：建议服用 6 个月，根据治疗情况调方。

酒精性肝病（伴有肝硬化）的免疫食疗方 3（编号：013013）

配方：云芝（20g）、树舌（20g）、桑黄（20g）、赤芝（10g）、假芝（10g）、松针层孔菌（20g）等多种野生药用真菌辅以排骨（250g）、姜（适量）等共煎，1 天吃完。

服用期：建议服用 6 个月，根据治疗情况调方。

乙肝（大三阳、小三阳）的免疫食疗方（编号：013014）

配方：野生赤芝（10g）、树舌（10g）、云芝（20g）等 5 种野生药用真菌辅以排骨（250g）、姜（适量）等共煎，1 天吃完。

服用期：建议服用 6 个月，根据治疗情况调方。

丙肝的免疫食疗方（编号：013015）

配方：野生赤芝（10g）、树舌（10g）、桑黄（10g）等 6 种野生药用真菌辅以排骨（250g）、姜（适量）等共煎，1 天吃完。

服用期：建议服用 6 个月，根据治疗情况调方。

非酒精性脂肪肝、肝纤维化、肝硬化的免疫食疗方（编号：014001）

配方：粗毛黄褐孔菌（10g）、硫黄菌（20g）、薄树芝（10g）、树舌（20g）、薄皮纤孔菌（20g）、赤芝（10g）等 11 种野生药用真菌辅以排骨（250g）、姜（适量）等共煎，1 天吃完。

服用期：建议服用 6 个月，根据治疗情况调方。

非酒精性脂肪肝、肝硬化 1（腹水）的免疫食疗方（编号：014002）

配方：粗毛黄褐孔菌（10g）、硫黄菌（10g）、薄树芝（10g）、树舌（20g）、猪苓（20g）、茯苓（20g）等 13 种野生药用真菌辅以排骨（250g）、姜（适量）等共煎，1 天吃完。

服用期：建议服用 2 个月，根据治疗情况调方。

非酒精性脂肪肝、肝硬化 2（静脉高压、脾大）的免疫食疗方（编号：014003）

配方：粗毛黄褐孔菌（10g）、硫黄菌（20g）、桑黄（20g）、假芝（10g）、东方栓菌（10g）、毛革盖菌（10g）等 15 种野生药用真菌辅以排骨（250g）、姜（适量）等共煎，1 天吃完。

服用期：建议服用 3 个月，根据治疗情况调方。

非酒精性脂肪肝、肝硬化 3（食管及胃底静脉破裂出血）的免疫食疗方（编号：014004）

配方：粗毛黄褐孔菌（10g）、硫黄菌（10g）、薄树芝（10g）、树舌（20g）、桑黄（20g）、薄皮纤孔菌（20g）等 14 种野生药用真菌辅以排骨（250g）、姜（适量）等共煎，1 天吃完。

服用期：建议服用 2 个月，根据治疗情况调方。

非酒精性脂肪肝、肝硬化 4（肝性脑病）的免疫食疗方（编号：014005）

配方：粗毛黄褐孔菌（10g）、硫黄菌（10g）、薄树芝（10g）、假芝（10g）、蜜环菌（10g）、蝉花（10g）等 15 种野生药用真菌辅以排骨（250g）、姜（适量）等共煎，1 天吃完。

服用期：建议服用 2 个月，根据治疗情况调方。

非酒精性脂肪肝、肝硬化 5（肝肾综合征）的免疫食疗方（编号：014006）

配方：粗毛黄褐孔菌（10g）、硫黄菌（20g）、薄树芝（10g）、树舌（20g）、桑黄（20g）、赤芝（10g）等 15 种野生药用真菌辅以排骨（250g）、姜（适量）等共煎，1 天吃完。

服用期：建议服用 2 个月，根据治疗情况调方。

药物性肝病、肝纤维化的免疫食疗方（编号：015001）

配方：云芝（20g）、桦褐孔菌（20g）、树舌（20g）、桑黄（20g）、紫芝（10g）、木蹄层孔菌（20g）等 11 种野生药用真菌辅以排骨（250g）、姜（适量）等共煎，1 天吃完。

服用期：建议服用 6 个月，根据治疗情况调方。

药物性肝病、肝硬化的免疫食疗方（编号：015002）

配方：云芝（10g）、树舌（20g）、桑黄（20g）、香栓菌（10g）、紫芝（10g）、薄树芝（10g）等 13 种野生药用真菌辅以排骨（250g）、姜（适量）等共煎，1 天吃完。

服用期：建议服用 6 个月，根据治疗情况调方。

药物性肝病、肝坏死的免疫食疗方（编号：015003）

配方：云芝（10g）、香栓菌（10g）、紫芝（10g）、薄树芝（10g）、木蹄层孔菌（20g）、赤芝（10g）等16种野生药用真菌（根据患者个体差异进行加减），辅以排骨（250g）、姜（适量）等共煎，1天吃完。

服用期：建议服用2个月，根据治疗情况调方。

药物性肝病、转氨酶增高、丙氨酸转移酶升高，有严重肝损伤的免疫食疗方（编号：015004）

配方：云芝（10g）、树舌（20g）、桑黄（20g）、薄树芝（10g）、木蹄层孔菌（20g）、桦褐孔菌（20g）等14种野生药用真菌辅以排骨（250g）、姜（适量）等共煎，1天吃完。

服用期：建议服用1个月，根据治疗情况调方。

药物性肝病、脾大、门静脉高压的免疫食疗方（编号：015005）

配方：云芝（10g）、树舌（20g）、桑黄（20g）、木蹄层孔菌（20g）、赤芝（10g）、硫黄菌（10g）等16种野生药用真菌辅以排骨（250g）、姜（适量）等共煎，1天吃完。

服用期：建议服用6个月，根据治疗情况调方。

药物性肝病、肝性脑病的免疫食疗方（编号：015006）

配方：云芝（10g）、树舌（20g）、桑黄（20g）、紫芝（10g）、薄树芝（10g）、木蹄层孔菌（20g）等20种野生药用真菌辅以排骨（250g）、姜（适量）等共煎，1天吃完。

服用期：建议服用2个月，根据治疗情况调方。

药用真菌治疗肝硬化

自身免疫性肝病、肝硬化伴黄疸（尿色深黄、白陶土色大便）的免疫食疗方（编号：016001）

配方：赤芝（10g）、假芝（10g）、松针层孔菌20克、薄皮纤孔菌（10g）、竹红菌（5g）、松萝（10g）等15种野生药用真菌辅以排骨（250g）、姜（适量）等共煎，1天吃完。

服用期：建议服用6个月，根据治疗情况调方。

自身免疫性肝病、肝硬化伴蜘蛛痣、脾大的免疫食疗方（编号：016002）

配方：云芝（20g）、桑黄（20g）、赤芝（10g）、假芝（10g）、薄树芝（10g）、斑褐孔菌（10g）、苦白蹄（5g）、裂蹄层孔菌（10g）、薄皮纤孔菌（20g）等15种野生药用真菌辅以排骨（250g）、姜（适量）等共煎，1天吃完。

服用期：建议服用6个月，根据治疗情况调方。

自身免疫性肝病、肝硬化伴腹水、周围水肿的免疫食疗方（编号：016003）

配方：赤芝（10g）、假芝（10g）、薄树芝（10g）、硫黄菌（20g）、苦白蹄（5g）、薄皮纤孔菌（20g）等14种野生药用真菌（需要根据患者个体情况进行加减）辅以排骨（250g）、姜（适量）等共煎，1天吃完。

服药期：建议服用2个月，根据治疗情况调方。

自身免疫性肝病、肝硬化伴甲胎蛋白高于正常值的免疫食疗方（编号：016004）

配方：树舌（20g）、桑黄（20g）、赤芝（10g）、假芝（10g）、薄树芝（10g）、红缘层孔菌（10g）等14种野生药用真菌辅以排骨（250g）、姜（适量）等共煎，1 天吃完。

服用期：建议服用 3 个月，根据治疗情况调方。

野生真菌煎煮方法及注意事项

- 真菌熬煮之前先用清水漂洗浸泡，药引及粉末儿状真菌则不需要漂洗。先放食疗方的野生真菌入锅内，再放入排骨、姜、盐、适量水，即可熬煮。
- 煎煮器具以采用砂锅、瓦罐和陶瓷锅比较好，搪瓷盆、不锈钢锅次之，忌用铁锅和铝锅，最方便的是用电煎药壶。
- 请务必剪开塑料袋外包装，请勿将塑料袋放入药锅中同煎。
- 煎糊的药用真菌请勿服用。
- 因个人体质差异，个别服用真菌汤剂后，可能有腹泻的情况，这是在排毒与调整肠胃功能，可逐渐减少服药量，待大便正常后，再正常服用。
- 野生真菌比较珍贵，可反复加水多次熬煮，一般一副配伍患者喝前 3 剂。
- 将真菌一起放入煎煮器具，使真菌完全被水渗透，便于有效成分的溶解，然后再加水煎煮。先用武火（大火）煎煮至沸，再用文火（小火）煎煮 30~50min。滤取药汁，再加水至超过药面 2~3cm 进行第 2 次煎煮，照上法煎煮过滤取汁，以此类推，分次服用，对有腹水的患者，只能服用前 3 次，并必需超时浓缩、再浓缩后服用。
- 服用真菌期间若患者还在服用其他中药西药保健品等，一定要间隔半个小时以上。
- 服用真菌期间忌烟酒、忌辛辣刺激食物、忌大喜大悲，保持心态平和。

附录 B
肝病专利及认证

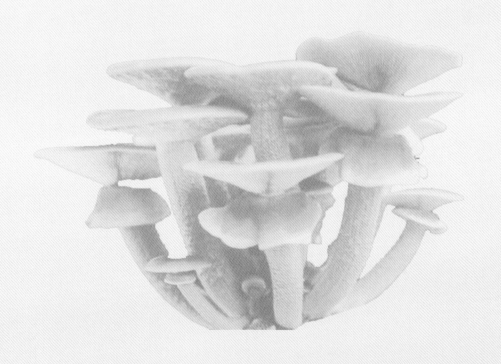

一、肝病治疗药物相关专利

- 一种治疗乙肝、肝硬化的中药（发明专利申请号：200410100945.7，发明人：陈康林）。

- 一种治疗肝病的中药（发明专利申请号：200410100950.8，发明人：陈康林）。

- 一种治疗肝硬化的中药（发明专利申请号：200610164304.7，发明人：陈康林）。

- 一种治疗乙肝的中药（发明专利申请号：200610164305.1，发明人：陈康林）。

- 一种治疗肝腹水的中药（发明专利申请号：200610171361.8，发明人：陈康林）。

- 一种治疗急性肝炎及慢性肝炎的中药（发明专利申请号：200610164310.2，发明人：陈康林）。

二、技术推广文件

- 中国中医科学院中医药科技合作中心于 2009 年 10 月 18 日发布了"关于开展野生药用真菌治疗肝硬化技术推广的通知"（中科科技字【2009】096 号）。

中国中医科学院中医药科技合作中心

中科科技字【2009】096 号

关于开展野生药用真菌治疗肝硬化
技术推广的通知

为更好地普及野生药用真菌知识，造福于广大肝硬化患者，中国中医科学院中医药科技合作中心决定在全国开展"野生真菌治疗肝硬化"技术推广，以解除广大肝硬化患者的病痛。

目前，现代医药对治疗肝硬化作用十分有限，而且副作用很大，给患者带来了很大的痛苦。为此，陈康林教授精心研发出一种治疗肝硬化的新技术。经多年临床实践证明，该技术在治疗肝硬化方面有突出疗效。

该技术在中医古方的基础上锐意创新，结合多年临床经验，以野生药用真菌为主要成分，佐以多味中药，研制而成。

特此通知。

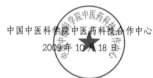

中国中医科学院中医药科技合作中心
2009 年 10 月 18 日

中国中医科学院中医药科技合作中心

中科科技字【2009】097 号

关于开展野生药用真菌治疗肝腹水
技术推广的通知

为更好地普及野生药用真菌知识，造福于广大肝腹水患者，中国中医科学院中医药科技合作中心决定在全国开展"野生真菌治疗肝腹水"技术推广，以解除广大肝腹水患者的病痛。

目前，现代医药对治疗肝腹水作用十分有限，而且副作用很大，给患者带来了很大的痛苦。为此，陈康林教授精心研发出一种治疗肝腹水的新技术。经多年临床实践证明，该技术在治疗肝腹水方面有突出疗效。

该技术在中医古方的基础上锐意创新，结合多年临床经验，以野生药用真菌为主要成分，佐以多味中药，研制而成。

特此通知。

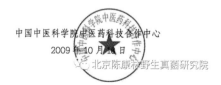

中国中医科学院中医药科技合作中心
2009 年 10 月 18 日

北京陈康林野生真菌研究院

223

- 中国中医科学院中医药科技合作中心于 2009 年 10 月 18 日发布了"关于开展野生药用真菌治疗肝腹水技术推广通知"（中科科技字【2009】097 号）。

参考文献

[1] 李玉白，黄红焰，唐光辉. 树舌灵芝多糖对肝纤维化大鼠的肝功能的影响. 湖南环境生物职业技术学院学报，2008（1）.

[2] 赵玉华，李振英，吕密凯，等. 组方树舌片对慢性肝炎病人肠道菌群的影响. 中国微生态学杂志，1993（3）：71–72.

[3] 王百龄，谢树莲，卢少琪. 组方树舌片治疗慢性活动性肝炎142例. 新药与临床，1990（5）：307–308.

[4] 吴健. 五味树舌片合利尿剂治疗肝硬化腹水. 浙江中西医结合杂志，2006（11）：701–701.

[5] 王雨梅，杨际权，翟玉秋，等. 组方树舌片治疗330例慢性乙型肝炎临床疗效观察. 吉林中医药，1989（1）：8–9.

[6] 李俐. 组方树舌片对乙型肝炎病毒标志物阴转的疗效观察. 贵州医药，1990（5）：302.

[7] 孙设宗，卢娟，官守涛，等. 云芝多糖对实验性肝损伤抗氧化酶、自由基及一氧化氮含量的影响. 时珍国医国药，2008（6）：1439–1440.

[8] 钟萍，王云甫，李萍. 云芝多糖对小鼠免疫性肝损伤保护作用及机制的研究. 中国现代医学杂志，2011（31）：3881–3883，3889.

[9] 许林. 云芝糖肽介导活化的人外周血单个核细胞体外抗乙肝病毒作用. 医药卫生科技，2011（4）.

[10] 孙设宗，唐微，张红梅，等. 云芝多糖对小鼠实验性肝损伤保护作用的研究. 中国现代医学杂志，2008，18（9）：1217–1220.

[11] 邵伟，张晓萍，杨凤和. 云芝多糖对小白鼠实验性肝炎的某些药理作用. 东北师大学报：自然科学版，1981.

[12]　邵伟. 云芝子实体多糖对肝损伤修复的药理作用. 中国医药工业杂志, 1983（8）.

[13]　徐天雄, 张建明, 潘宝田. 东方云芝对高复制型慢性乙型肝炎血清 HBV 部分复制指标影响的初步观察. 上海中医药杂志, 1994（5）: 30-31.

[14]　文东, 张艳君. 阿德福韦酯联合云芝菌胶囊治疗拉米夫定耐药患者的近期疗效观察. 肝脏, 2008（6）: 530-531.

[15]　宋芳. 云芝多糖治疗慢性肝病近期疗效与免疫学疗效观察. 亚太传统医药, 2014（7）: 109-110.

[16]　白求恩医科大学第一临床学院消化病科肝病研究室, 白求恩医科大学基础医学部微生物教研室, 长春市卫生学校肝病研究组, 等. 白山云芝多糖治疗慢性肝病的近期临床与免疫学疗效观察. 吉林医学, 1979（2）.

[17]　张玮, 邢练军, 王雨秋, 等. 东方云芝治疗病毒性肝炎的临床观察. 上海中医药杂志, 1994（9）: 35-36.

[18]　钟声, 王文刚, 程燕玲. 云芝孢内糖肽胶囊对慢性乙型肝炎临床控制后复发的影响. 慢性病学杂志, 2006（5）.

[19]　梁国荣, 沈吕南, 张君丽, 等. 云芝胞内多糖治疗慢性乙型肝炎. 中国新药与临床杂志, 1998.

[20]　卢毅, 穆国尧. 云芝胞内多糖治疗慢性乙型肝炎 240 例临床观察. 中国抗生素杂志, 1987（2）.

[21]　张万国, 胡晋红, 蔡溱, 等. 桑黄抗大鼠肝纤维化作用实验研究. 中医药学刊, 2001（5）: 518-519.

[22]　张万国. 桑黄抗肝纤维化及其作用机理的研究. 上海, 第二军医大学, 2002.

[23]　张暴. 桑黄菌丝体多糖降血糖、保护肝功能生物活性研究. 长春, 东北师范大学, 2007.

[24]　张万国, 胡晋红, 蔡溱. 桑黄对实验性肝纤维化大鼠血液动力学的影响. 解放军药学学报, 2002（6）: 341-343.

[25]　张万国, 胡晋红. 桑黄预防大鼠肝纤维化作用的实验研究. 药学服务与研究, 2002（2）: 82-84, 1001.

[26]　张万国, 胡晋红, 黄瑾. 桑黄治疗大鼠肝纤维化实验研究. 中西医结合

肝病杂志，2002（6）：348-350.

[27] 肖晓玲，黄文英，吴韬. 桑黄粗多糖对被动吸烟小鼠肝脏氧化应激实验研究. 体育科技，2013（3）：71-73.

后 记

20多年前，笔者就开始与野生药用真菌打交道了，还帮助北京同仁堂和许多老字号药店鉴别、购买野生药用真菌。而近几年，笔者在药材市场及网络上购买的很多样品，其中60%的药用真菌分类都是错误的。药用真菌的分类非常复杂，只有到野外去，静下心来，不断学习，才能熟练掌握药用真菌的分类。

尽管越来越多的人开始关注野生药用真菌，但野生药用真菌自然医学体系的发展依旧很缓慢。人们在野外找到药用真菌后，通过发酵、栽培等方法来收集化学成分，但提取得到的单一化学成分，其毒性反应和耐药性比较严重，并不能直接应用于临床。为此，笔者亲自深入原始森林，去寻找这些野生的药用真菌，并将其配合使用，总结出许多组方，并根据临床情况加以调整，最终获得了很好的效果。

笔者走遍了国内的各个原始森林，随后又到越南、马来西亚、缅甸、印尼、尼泊尔，甚至欧洲和美洲，以期寻找能治疗肝硬化的药用真菌。在找到能治疗肝硬化的各种药用真菌后，又开始寻找能够调节免疫、重组免疫、软化肝脏、治疗各种并发症的药用真菌，之后经过10多年的临床验证终于取得了一些成果。

尽管我们从药用真菌里寻找到很多治疗肝硬化效果较好的品种，但不同品种的药用真菌对不同肝硬化的敏感度不同，在实际临床中要利用不同真菌品种的不同特性相互配合，如此其效果就会显著优于单一品种。此外，药用真菌还具有增强免疫、抗细菌、抗病毒、利胆保肝、健胃、降血糖、降血压、抗血栓、降血脂、通便、抗心律失常、强心、止咳平喘、祛痰、抗风湿、活血止痛、止血、镇静抗惊厥、解毒、强壮滋补、代谢调节、治疗肾脏、利尿、兴奋子宫、防腐等作用，如此便构成了一个天然的药物库群。我们以治疗肝硬化的药用真菌打头阵，其他药用真菌迅速配合跟进，相辅相成，共奏奇效。

原理懂了，只是第一步，还要花更多的时间学习分类、学习药物、学习方剂、学习临床，才能形成一个完整的野生药用真菌自然医学体系。要想掌握好这一体系，必须先了解西医和中医的理论与方法，然后本着科学与哲学相结合、科学与艺术相结合的独特方式进行配伍，才能真正运用好野生药用真菌自然医学，才能更好地为患者服务。

2013 年，笔者受多家研究机构邀请，在美国休斯敦成立了美国陈康林野生真菌肿瘤研究中心，还得到休斯敦市市长的接见，颁发了贺状，并将每年的 2 月 16—22 日定为"陈康林周"。此外，美国得克萨斯州约克墩大法官也发来了贺状，这表明美国政府非常支持野生药用真菌的研

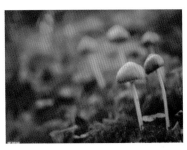
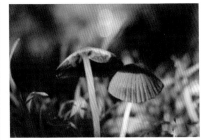
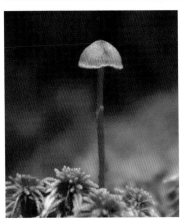

野生药用真菌多来自人迹罕至的原始森林，具有神奇的药用价值，是真正的森林精灵

究。2021 年，赵建华成为笔者的首席弟子，此后赵建华及其团队也在药用真菌的开发、研究及临床应用等方面做出了很大贡献。

为了更好地推广药用真菌，书中介绍的组方多以食疗方形式出现，希望可以帮助更多人了解、掌握药用真菌的神奇力量。本书借鉴了世界现代科学的众多成果，感谢全世界为药用真菌发展做出贡献的科学家。希望世界不再有肝硬化患者！

陈康林